W0218314

# Inhaltsverzeichnis

**© PMV 2022**

**1. Auflage**

Alle Rechte vorbehalten Nachdruck, auch auszugsweise, nicht gestattet.
Kein Teil dieses Werkes darf ohne schriftliche Genehmigung des Autors in irgendeiner Form reproduziert, vervielfältigt oder verbreitet werden.
Der Autor wird vertreten durch

PMCE GmbH
Karl Marx Straße 119
14656 Brieselang

Covergestaltung:
Jana Schuhmann, https://schuhmannjana.wixsite.com/individualgraphics

# Einleitung

## 200

## verrückte Rekorde

### Höher, schneller, länger, schwerer, größer ....

Höher, schneller, länger, schwerer, größer ....
Rekorde begegnen uns überall in unserem Alltag, weil wir uns mit unseren Mitmenschen ständig vergleichen. Es gibt Rekorde, die sich auf menschliche Eigenschaften oder Naturereignisse beziehen. Diese Höchstzahlen lassen sich nicht beeinflussen. Anders die Rekorde, die Menschen oder auch Tiere mit ihren Leistungen aufstellen.
Gerade in jüngerer Zeit boomen Rekorde auf jedem denkbaren oder undenkbaren Gebiet. Es gibt sogar Personen, die von ihren Rekorden und deren Vermarktung leben können.
Auch hinter den verrücktesten Rekorden verbergen sich oft Leistungen, die viel Übung, Geduld und Körperbeherrschung erfordern. Manche Rekorde

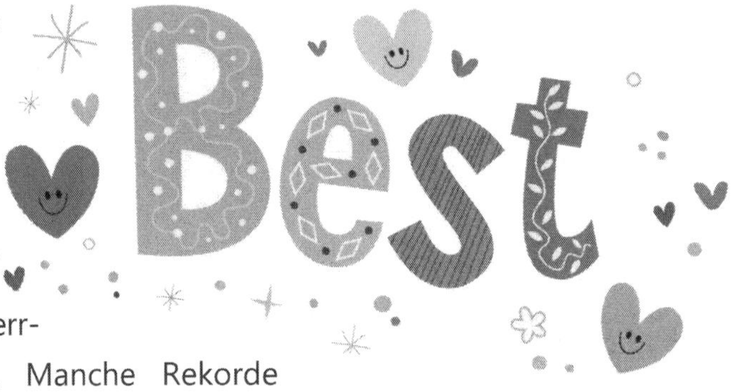


sind dagegen ohne größere Anstrengung aufzustellen und erfordern nur etwas Phantasie, auf welchem Gebiet man sich betätigen könnte.

Der Wetteifer ist dem Menschen in die Wiege gelegt. So wurden im antiken Griechenland die Olympischen Spiele erfunden, um sportliche Leistungen miteinander messen zu können.
Relativ jung hingegen ist eine offizielle Dokumentation der Rekorde. Seit immerhin 1955 gibt es das Guinness-Buch der Weltrekorde (The Guinness Book of Records). Nicht umsonst erinnert der Name an das irische Bier, denn die Idee zu dem Buch hatte der damalige Geschäftsführer der Guinness Brauerei, Sir Hugh Beaver. Der Gedanke zu dem Buch kam ihm angeblich bei einer Vogeljagd, bei der unter den Gästen eine Diskussion darüber entbrannt war, welches denn die schnellsten Wildvögel in Europa seien. Kein Lexikon konnte über eine solche Frage Auskunft geben. Außerdem gab es auch in Kneipen oft hitzige Diskussionen über ähnliche ungelöste und unlösbare Fragen. Die Idee zu einem Nachschlagewerk über Rekorde war geboren. Eine gute Werbung für das Bier gab es gratis dazu.
Das erste Buch wurde – wie auch weitere frühe Ausgaben – von den Zwillingen Ross und Norris McWhirter geschrieben. Seitdem erscheint das Guinness-Buch der Weltrekorde jährlich. Der Sitz der Firma Guinness World Records befindet sich in London. Dort werden von ca. 50 Mitarbeitern die Rekorde bearbeitet, die Bücher veröffentlicht und vermarktet. Die deutsche Erstausgabe erschien im Jahr 1981.
In Los Angeles gibt es das Hollywood Guinness Museum, in dem Ausstellungsstücke zu anerkannten Rekorden zu sehen sind.
Das Guinness-Buch der Weltrekorde umfasst verschiedene Sparten wie Natur, menschlicher Körper, Wissenschaft, Architektur und Technik, Kunst und Unterhaltung, Gesellschaft und Politik, Sport und Spiele und natürlich noch die menschlichen Leistungen. Um sich mit einem Rekord in dem Buch eintragen zu lassen, muss dieser bei der Zentrale in London angemeldet werden. Für die Bearbeitung ist eine Gebühr zu entrichten. Es müssen verschiedene Bedingungen erfüllt sein,

damit ein Rekord aufgenommen oder ein bestehender Rekord eingestellt werden kann.
Der 9. November gilt seit dem Jahr 2005 als der World Records Day. An diesem Tag werden durch viele Menschen bestehende Rekorde gebrochen.
Das deutsche Pendant zum international ausgerichteten Guinness-Buch der Rekorde ist das Rekord-Institut für Deutschland (RID). Es sammelt und prüft Rekorde aus dem deutschen Sprachraum und erkennt Weltrekorde an. Auf Wunsch zertifiziert das RID Weltrekorde mit der offiziellen Überreichung einer Rekordurkunde.
Außerdem gibt es in manchen Bereichen spezielle Rekordlisten und Rankings, wie die der International Slackline Association oder der Major League Eating.

Auch wenn man sich selbst nicht der Herausforderung eines Rekords stellen möchte, macht es Spaß, in dem großen Pool von verrückten Weltrekorden anderer zu stöbern. Los geht's.
Auch wenn man sich selbst nicht der Herausforderung eines Rekords stellen möchte, macht es Spaß, in dem großen Pool von verrückten Weltrekorden anderer zu stöbern. Los geht's.

# Menschlich

(1 – 25)

Der menschliche Körper ist für einige Rekorde gut. Egal, ob der Rekord den Körper selbst betrifft oder das, was ein Mensch mit ihm anstellen kann, oder etwas, das einem Körper zustoßen kann.

## Fakt 1:

### Ganz schön groß

D Der 1982 geborene Türke Sultan Kösen aus Ankara, Türkei, ist der derzeit größte, lebende Mensch der Welt. Auf stattliche 2,51 Meter brachte Kösen es bei einer Messung im Februar 2011. Ohne Gehhilfen kann er sich heute nicht mehr fortbewegen. Seine Hände sind 28,5 cm lang und er trägt Schuhgröße 62. Grund für seine Länge war ein Tumor in der Hirnanhangsdrüse, welcher inzwischen in einer lebensrettenden Operation entfernt wurde. Im Jahr 2018 erhielt Kösen eine Einladung zu einem Treffen mit der kleinsten Frau der Welt, der Kleinwüchsigen, nur 62,8 cm großen Jyoti Amge aus Indien, die gleichzeitig die kleinste Schauspielerin der Welt ist. Das Treffen fand an der riesigen Cheops-Pyramide in Gizeh, Ägypten, statt. Die Schauspielerin, die in der 4. Staffel der Serie „American Horror Story" mitspielte, wirkte neben Kösen wie eine Puppe. Mit seiner Größe ist Kösen der drittgrößte Mensch, der jemals gelebt hat. Der größte Mensch war der US-Amerikaner Robert Pershing Wadlow, welcher von 1918 bis 1940 lebte. Zuletzt war am 27.06.1940, kurz vor seinem Tod, eine Größe von 2,72

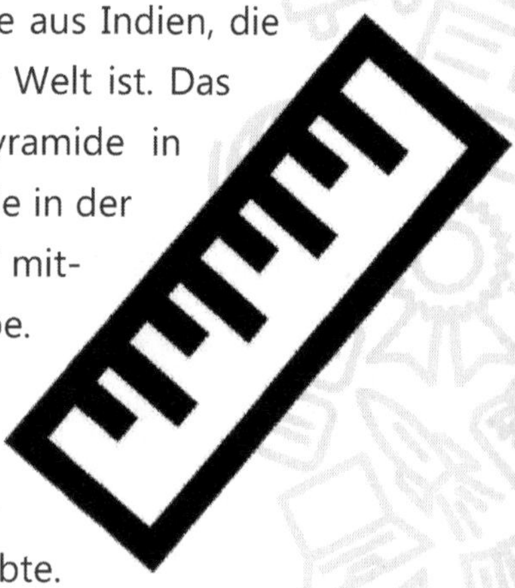

Metern gemessen worden. Auch für seine unglaubliche Größe war die Hirnanhangsdrüse des Amerikaners verantwortlich. Sie war überaktiv und hat so das Längenwachstum besonders stimuliert. Wadlows Armspannweite belief sich auf 288 cm und seine Schuhgröße auf 76. Seine maximale Kalorienzufuhr betrug 8.000 Kalorien am Tag. Im Alter von 21 Jahren hatte er sein höchstes Gewicht von 222,71 kg erreicht. Dabei war Wadlow eher schlank. Er ist im Alter von nur 22 Jahren an einer Infektion gestorben. Sein 3,28 Meter langer Sarg musste von 12 Männern getragen werden.

## Fakt 2:

### Big Family

Die größte Familie der Welt – das sind die Trapps aus Esco, Minnesota, in den USA, Savanna Trapp-Blanchfield, Scott Trapp, Kristine Trapp, Molly Steede und Adam Trapp. Sie haben eine Durchschnittsgröße von 203,29 cm, was am 06.12.2020 in Duluth, Minnesota, bestätigt wurde. Die Kleinste im Bunde ist Mutter Chrissy mit „nur" 191,2 cm, was für eine Frau natürlich immer noch sehr groß ist. Vater Scott bringt es auf 202,7 cm, die Töchter Savanah und Molly auf 203,6 bzw. 197,26 cm und Nesthäkchen Adam überragt mit seinen 221,71 cm alle anderen. Er hatte auch die Idee, sich für den Rekord-Eintrag messen zu lassen. Die Trapps müssen sich nicht großartig strecken, um mit der Hand die Zimmerdecke berühren zu können. Insgesamt sehen sie ihre Größe als etwas Positives an. Mit ihrem Rekord haben sie Familie Zegwaard abgelöst: Vater, Mutter und drei Söhne dieser niederländischen Familie bringen es auf eine Durchschnittsgröße von 201,18 cm.

## Fakt 3:

### We are family

In immerhin sechs Familien auf der Welt gibt es Mitglieder aus 4 Generationen, die sich alle denselben Geburtstag teilen. Natürlich wurden sie in unterschiedlichen Jahren geboren. Ein Beispiel sind die kleine Lori Peeler und ihre Familie aus den USA. Lori erblickte am 13.08.2017 das Licht der Welt. Ihren Geburtstag kann sie immer zusammen mit ihrer Mutter, geboren am 13.08.1980, feiern. Aber auch ihr Opa kam am 13.08. zur Welt, und zwar im Jahr 1950. Den Anfang macht Loris Urgroßmutter, die am 13.08.1926 geboren wurde.

## Fakt 4:

### Mutter und Kind

Mutter Mary P. Romero Zielke Cota aus den USA starb 1982 im Alter von über 112 Jahren. Ihre Tochter Rosabell Zielke Champion Fenstermaker hatte ein Alter von über 111 Jahren erreicht, als sie im Jahr 2005 verstarb. Damit war dieses Mutter-Kind-Gespann das erste, das jeweils ein Lebensalter von 100 Jahren überschritten hat. Dabei handelte es sich bei den beiden sogar um „Super-Hundertjährige", die ein Alter von mindestens 110 Jahren erreicht haben.

## Fakt 5:

### Große Klappe

Der US-Amerikaner Isaac Johnson konnte seinen Mund im Februar 2022 ganze 10,19 cm weit öffnen, eine Spannweite, die vom oberen Schneidezahn zum unteren Schneidezahn gemessen wird. Da würden ein ganzer Baseball, zwei aufeinander gestapelte Mandarinen oder eine Getränkedose reinpassen. Seinen ersten Rekord stellte Isaac 2019 im Alter von 14 Jahren in Bloomington, Minnesota, USA, auf. Seine Bewerbung hatte er damals seinem Bruder zu verdanken, der ein Foto vom damaligen Rekordhalter Bernd Schmidt aus Deutschland gesehen hatte und seinen Bruder damit anspornte, dass er das besser könne. Recht hatte er. Isaacs weiblicher Gegenpart ist Samantha Ramsdell aus Norwalk, Connecticut (USA), die den Rekord für Frauen mit einer Mundöffnung von 6,52 cm, bestätigt am 15.07.2021, anführt. In ihren riesigen Mund mit einer Breite von 10 cm passt eine große Portion Pommes auf einmal. Der TikTok-Star musste sich schon gegen den Vorwurf wehren, sie würde einen Filter benutzen, der ihren Mund so groß erscheinen lässt.

## Fakt 6:

### Hast du Töne

Im Dezember 2017 knackte der Chinese Wang Xiaolong den Rekord, den bis dato der australische Popsänger Adam Lopez für den höchsten, von einem Mann produzierten Ton gehalten hatte. Er übertraf Lopez gleich um 808 Hz. Der von Xiaolong produzierte Ton hatte eine Frequenz von 5.243 Hz und entsprach einem E in der 8. Oktave. Dieser Ton ist höher als der höchste Ton eines Klaviers und entspringt dem Pfeifregister, dem höchsten Gesangsregister der menschlichen Stimme. Mit Gesang hat dieser Ton allerdings nicht mehr viel zu tun.

## Fakt 7:

### Hicks

Den allerlängsten Schluckauf hatte der Amerikaner Charles Osborne. Sein Leiden begann im Jahr 1922 und dauerte unglaubliche 68 Jahre lang. Anfänglich soll er bis zu 40-mal in der Minute gehickst haben. Dann verringerte sich die Frequenz zum Glück allmählich, bis er nur noch alle 1 ½ Minuten hicksen musste. Trotzdem ganz schön anstrengend. Jeder weiß, wie unangenehm schon ein paar Minuten Schluckauf sind. Bei Osborne half offenbar auch nicht die Methode, die Finger in die Ohren zu stecken und dreimal trocken herunterzuschlucken. Erst kurz vor seinem Tod kam der Schluckauf endlich zur Ruhe. Dieser Rekord ist allerdings nicht offiziell dokumentiert, sondern entspringt einem Zeitungsbericht.

## Fakt 8:

### Verdreht

Da stimmt doch was nicht? Die Füße des Briten Maxwell Day aus London zeigen beim Stehen nicht nach vorne, sondern in die entgegengesetzte Richtung. Tatsächlich kann Maxwell seine Füße am weitesten verdrehen. Seinen rechten Fuß kann er um 157 Grad drehen, seinen linken Fuß immerhin um 143 Grad. 2015 brachte dem 14-Jährigen diese Besonderheit einen Eintrag im Guinness-Buch der Rekorde ein. Er hatte sich bei der Minecraft-Veranstaltung MineCon gemeldet, als er dort ein Foto des damaligen Rekordhalters sah, und teilte mit, dass er mit seinen Füßen noch weiter käme. Maxwell ist sehr beweglich, Schmerzen hat er bei der Drehung nicht.

## Fakt 9:

### Mund voller Zähne

Normalerweise hat ein erwachsener Mensch 32 Zähne im Mund – darunter 4 Weisheitszähne, die bei vielen Menschen aus Platzgründen gezogen werden. Ganze fünf Zähne mehr, nämlich 37, hat der Inder Vijay Kumar in seinem Mund. Der Rekord wurde am 20.09.2014 in Bangalore, Indien, bestätigt. Bei ihm sind die Backenzähne teilweise in zweiter Reihe angelegt. Öfter zum Zahnarzt muss der Inder deshalb nicht, allerdings haben so viele Zähne den Nachteil, dass er sich schon mal auf die Zunge beißt.

## Fakt 10:

### Auf großem Zahn

Am 05.11.2011 wurde der teuerste Zahn für einen Betrag von 33.908 EUR versteigert. Natürlich ist es nicht irgendein Zahn, den der kanadische Zahnarzt Dr. Michael Zuk in der Versteigerung erworben hat.

Der Backenzahn stammt von dem Ex-Beatle John Lennon. Angeblich soll der 1980 ermordete Lennon sich den Zahn in den 1960er Jahren selbst herausgezogen und seiner Haushälterin gegeben haben. Diese behielt den Zahn. Offenbar eine gute Geldanlage. Über 40 Jahre lang befand sich der Beatle-Zahn dann im Besitz des Sohnes der Haushälterin, bis er 2011 versteigert wurde. Hatte der Zahnarzt Dr. Zuk ein rein berufliches Interesse an dem Kauwerkzeug, der Zahn soll nämlich kariös gewesen sein, oder handelt es sich bei ihm um einen besonders verrückten Beatles-Fan? Zwei Jahre nach der Versteigerung war nämlich die Rede davon, dass Dr. Zuk den Zahn von Forschern danach untersuchen ließ, ob man den Beatle aus dem genetischen Material des Zahns klonen kann. Dies ist bis heute offensichtlich nicht geglückt.

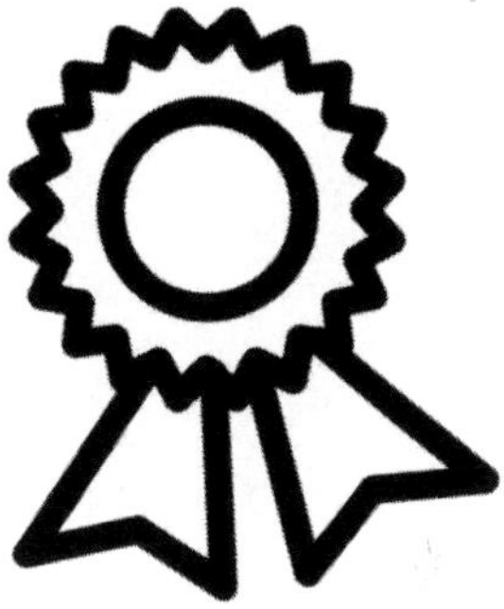

## Fakt 11:

### Starkes Gebiss

Igor Zaripov aus Russland zog am 07.01.2015 in Jiangyin, Jiangsu, China, mit seinen Zähnen einen 13,71 Tonnen schweren Bus über eine Strecke von 5 Metern. Kürzer, aber schwerer ging es da bei dem Malaysier Velu Rathakrishnan zu. Er zog am 18.10.2003 mit seinen Zähnen einen 260,8 Tonnen schweren Zug 4,2 Meter weit über die Schienen der Kuala Lumpur Railway Station in Malaysia. Das schwerste Gefährt schaffte aber Antonios Neonakis am 05.08.2018 in Pretoria, Südafrika. Er zog mit seinen Beißerchen einen Feuerwehr-Truck mit einem Gewicht von 20.360 Tonnen über eine Strecke von 2 Metern. Kräftige Kiefer.

## Fakt 12:

### Das ging unter die Haut

Die längste Tattoo-Session vollzog der Tätowierer Giovanni Vassallo aus Italien. Vom 05. bis zum 07.08.2022 tätowierte er in Genua, Italien, mehrere Personen in 61 Stunden und 37 Minuten. Damit brach er den Rekord des Russen Alexander Pakostin, der 2019 hintereinander 12 Personen 15 Tattoos gestochen hatte, um eine gute Stunde.

## Fakt 13:

### Hoch das Haar

Joseph Grisamore aus den USA trägt den höchsten Irokesen. Am 20.09.2019 maß seine aufgestellte Haartracht ganze 108,2 cm. An diesem Tag wurde die Frisur im Salon Family Hair Affair in Park Rapids, Minnesota, USA, mit Hilfe einer halben Dose Haarspray in Form gebracht. Schließlich wacht Joseph morgens nicht mit dem „Iro" auf. Gestylt wurde der höchste Haarkamm von der Stylistin Kay Jettman, die extra auf eine Tretleiter steigen musste, um die Haarpracht an den Spitzen nach oben zu halten, während Josephs Mutter und seine Frau von unten mit dem Haarspray arbeiteten, bis jedes Härchen an Ort und Stelle stand.

## Fakt 14:

### Lass dein Haar herunter

Die Haare der Chinesin Xie Quiping waren im Mai 2004 ganze 5,627 Meter lang. Seit einem Alter von 13 Jahren ließ sie ihr Haar wachsen. Das war im Jahr 1973. Die längsten Dreadlocks hat die US-Amerikanerin Asha Mandela aus Florida. Ihre Haarpracht maß im Jahr 2020 unglaubliche 33,5 Meter. Seit über 40 Jahren lässt sie ihre Haare wachsen. Den Rekord hält sie seit 2009 mit einer damaligen Länge von

„nur" 5,96 m. Ihr Haar hat ein Gewicht von 19 kg und sie trägt es in einer Stoffschlinge, damit es nicht über den Boden schleift. Ihr Mann, von Beruf Frisör, hilft ihr bei der Haarwäsche einmal pro Woche, wobei bis zu 6 Shampoo-Flaschen benötigt werden. Zum Trocknen braucht die Haarpracht ganze 2 Tage.

## Fakt 15:

### Frozen Hair

Der größte Eishaar-Wettbewerb wurde am 01.04.2020 in Whitehorse, Yukon, Kanada, ausgetragen. Kein Aprilscherz. 288 Personen nahmen am Takhini Hot Springs Hair Freezing Contest teil. Dabei geht es um die verrücktesten und kreativsten Eishaar-Frisuren. Dieser Wettbewerb wird jährlich ausgetragen. Die Teilnehmer baden im Winter bei mindestens -20 Grad Lufttemperatur im Thermalwasser der Hot Springs und tauchen ihre Köpfe ins Wasser. Anschließend stylen sie ihre nassen Haare, die dann in der Kälte zu wilden und bizarren Gebilden gefrieren. Die weißen Raureif-Frisuren stehen zu Berge oder in Zacken vom Kopf ab und werden auf Fotos festgehalten. Im Frühjahr werden die Gewinner gekürt.

## Fakt 16:

### Haarball

Der Frisör Steve Warden aus den USA sammelte in seinem Frisör-Salon „Blockers" in Cambridge, Ohio (USA), abgeschnittene Haare seiner Kunden. Die Haare formte er zu einem Ball, dem er den Namen „Hoss" gab. Als der Haarball in dem „Ripley's Believe it or Not!"-Museum in Orlando, Florida, gezeigt wurde, einer Museumskette, die auf Kurioses, Rekorde und Naturwunder spezialisiert ist, ging es richtig los. Besucher brachten ihre abgeschnittenen Haare mit. Andere übersandten Warden ihre Haarspenden per Post, alle mit dem Wunsch, ihre Haare in dem Ball zu verewigen. Am 13.02.2021 brachte „Hoss" schließlich ein ansehnliches Gewicht von 102,12 kg auf die Waage und ist somit der schwerste Ball aus Menschenhaar.

## Fakt 17:

### Knochenbrüche

Der Motorrad-Stuntman Robert Craig „Evel" Knievel Jr. hat in seinem Leben einen schmerzhaften Rekord aufgestellt. Ganze 433-mal hat sich der Arme die Knochen bei seinen spektakulären Motorradsprüngen und Stuntshows gebrochen. Berufsrisiko! Im Jahr 1976 beendete er dann seine Karriere, als er bei einem live im TV übertragenen Event im Chicago Amphitheater beim Überspringen eines Haifischbeckens schwerste Verletzungen davongetragen hatte. 2007 ist er im Alter von 69 Jahren an Lungenversagen gestorben.

## Fakt 18:

### Mit Stacheln gespickt

Mit den meisten Bienenstichen aller Zeiten übersäht wurde Johannes Relleke aus Simbabwe am 28.01.1962 in der Kamativi-Zinnmine in Gwaii River, Wankie District. Zum Glück hatte er keine Al-lergie und überlebte den Bienen-Angriff. Die Stacheln von sage und schreibe 2.443 Bienen wurden aus seinem Körper entfernt und dabei gezählt.

## Fakt 19:

### Kugel im Kopf

William Lawlis Pace wurde im Oktober 1917 im Alter von 8 Jahren in Wheeler, Texas (USA), von seinem älteren Bruder Marvin beim Spielen mit dem Gewehr des Vaters angeschossen. Die beiden Jungs wussten nicht, dass das Gewehr geladen war. Das Gesicht von Pace wurde durch die Schussverletzung verunstaltet, sein rechtes Ohr wurde taub und auf dem rechten Auge ist er fast erblindet. Die Kugel aber blieb über 94 Jahre in seinem Kopf. Als Pace im April 2012 im Alter von 103 Jahren starb, war er der Mensch, der die längste Zeit mit einer Kugel im Kopf überlebt hatte. Abgesehen von den bei dem Schuss erlittenen Verletzungsfolgen hatte sich die Kugel offensichtlich nicht negativ auf seine Gesundheit und seine Lebenserwartung ausgewirkt. Pace arbeitete als Friedhofswärter und war über 70 Jahre lang verheiratet, wobei er seine Frau überlebte.

## Fakt 20:

### Bohrer im Schädel

Der Bauarbeiter Ron Hunt aus Truckee in Kalifornien, USA, stürzte am 15.08.2003 von einer Leiter und landete sehr unglücklich in der sich drehenden, 46 cm langen Bohrspitze seines Stahlbohrers, die sich durch sein rechtes Auge in den Schädel bohrte und am rechten Ohr wieder aus dem Schädel heraustrat. Aua! Als Ron Hunt mit seiner Hand die Bohrspitze fühlte, die an seinem Hinterkopf herauskam, setzte bei ihm der Schock ein. Das Ganze kam ihm vollkommen unwirklich, wie im Kino, vor, wie er später einer Zeitung berichtete. Dabei hatte Hunt bei seinem Unfall unglaubliches Glück, denn sein Gehirn wurde zur Seite geschoben und war nicht von der Bohrspitze durchstochen worden. Das rettete ihm das Leben und brachte ihm den Rekord des längsten, aus einem Schädel entfernten Objekts ein. Sein Auge hat er allerdings verloren. Das ist aber nebensächlich. Von seiner Familie wird er seit dem Vorkommnis nur noch „Wundermann" genannt.

## Fakt 21:

### Verschluckte Sammlung

Eine Sammlung operativ entfernter Fremdkörper hat der Mediziner Chevalier Quixote Jackson aus den USA in seiner 75-jährigen beruflichen Laufbahn angelegt. Chevalier Jackson hatte endoskopische Verfahren zur Untersuchung der oberen Luftwege und der Speiseröhre sowie Methoden und Geräte zur Entfernung von Fremdkörpern aus menschlichen Atemorganen entwickelt. Die Sammlung, die in der Chevalier Jackson Foreign Body Collection im Mütter-Museum des College of Pysicians of Philadelphia in Philadelphia, Pennsylvania (USA), zu sehen ist, umfasst 2.374 verschluckte Gegenstände, die aus Hälsen, Speiseröhren und Lungen seiner Patienten, die zu über 80 % jünger als 15 Jahre alt waren, entfernt wurden. Darunter befinden sich auch größere Objekte, wie ein Kinder-Opernglas, ein Vorhängeschloss und eine Miniatur-Trompete.

## Fakt 22:

### Augen raus

Am 10.01.2022 bewies der Brasilianer Tio Chico Brasil (aka Sidney de Carvalho Mesquita) in Sao Paulo, Brasilien, dass ihm der neue Weltrekord im Augen-aus-den-Augenhöhlen-Herausschieben gebührt. Mit 18,2 mm standen seine Augäpfel weiter heraus als bei der bisherigen Rekordhalterin Kim Goodman aus den USA, die ihre Augen bis 12 mm herausschieben kann. Den Titel bei den Frauen hält Goodman immer noch.

## Fakt 23:

### Fleißig

Der Verkaufsleiter Walter Orthmann aus Brasilien arbeitete am Stichtag, dem 12.04.2019, sage und schreibe 81 Jahre und 85 Tage im

Textilunternehmen RenauxView in Brusque, Santa Catarina, Brasilien. Seine Arbeit dort hatte er am 17.01.1938 aufgenommen. Während der Jahrzehnte seiner Arbeitstätigkeit wurde ihm sein Gehalt in neun verschiedenen Währungen ausgezahlt. Die Währung ging, aber der Arbeitsplatz blieb und brachte Orthmann den Rekord der längsten Anstellung in ein und demselben Unternehmen ein.

## Fakt 24:

### Menschenkette

Die längste Menschenkette, die über mehrere Länder reichte, formierte sich am 23.08.1989. Ca. 2 Millionen Menschen reichten sich damals die Hand. Die Kette erstreckte sich über eine Distanz von 675 Kilometern und reichte über die Länder Estland, Lettland und Litauen. Die Menschen der baltischen Staaten feierten damals ihre Unabhängigkeit von der Sowjetunion.

## Fakt 25:

### Queen

Elizabeth II., geb. am 21.04.1926 und gestorben am 08.09.2022, war seit dem 23.01.2015, mit dem Tod von König Abdullah (Saudi-Arabien), mit damals über 88 Jahren die älteste Monarchin. Am 06.02.1952 hatte sie den britischen Thron bestiegen und war 2022 mit über 70 Jahren das am längsten amtierende Staatsoberhaupt der heutigen Welt. Lediglich der „Sonnenkönig" Ludwig XIV., der bereits als 4-Jähriger gekrönt worden war, hat sie mit über 72 Jahren übertroffen.

# Tierisch

(26 – 48)

Auch im Tierreich findet man vielfältige Rekorde vor. Das größte, schnellste, giftigste, intelligenteste Tier oder lustige Dinge, die Tiere vorführen.

## Fakt 26:

Giftig

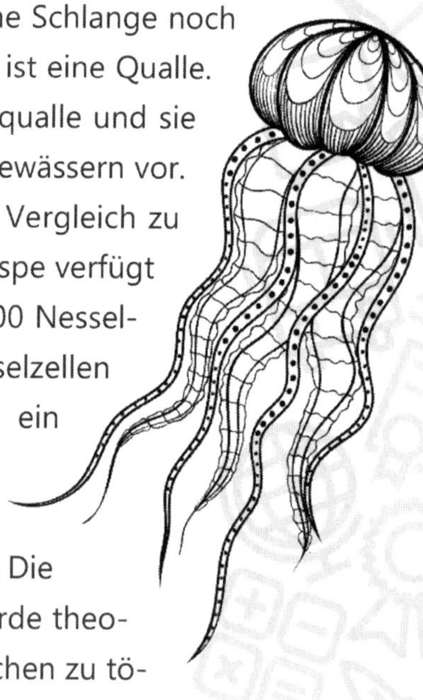

Das giftigste Tier der Welt ist weder eine Schlange noch ein Skorpion oder eine Vogelspinne. Es ist eine Qualle. Ihr Name lautet Seewespe oder Würfelqualle und sie kommt in Australien in flachen Küstengewässern vor. Ihre fliegende Namensschwester ist im Vergleich zu dieser „Wespe" fast harmlos. Die Seewespe verfügt über ca. 60 Tentakel mit insgesamt 5.000 Nesselzellen. Bei Kontakt platzen diese Nesselzellen auf und verschießen ihr Gift. Kommt ein Mensch mit der Qualle in Kontakt, lähmt das Gift die Muskeln, so dass es zu einem Atemstillstand kommen kann. Die komplette Giftmenge der Seewespe würde theoretisch ausreichen, um bis zu 250 Menschen zu töten.

## Fakt 27:

### Groß + schwer

Weniger angsteinflößend ist da doch das größte und gleichzeitig schwerste Tier, das jemals auf der Erde gelebt hat: Der Blauwal, der eine Länge von mehr als 33 m erreichen kann. Seine Durchschnittslänge liegt bei 25 m. Damit ist er länger als zwei Busse. Das größte, 1909 in einer Walfangstation im Südatlantik erfasste Exemplar hatte eine Länge von 33,57 Metern. Der Blauwal kann ein Gewicht von bis zu 200 Tonnen (Durchschnitt 160 Tonnen) erreichen. Dabei kann er ohne Mühe pro Tag ein Gewicht von 66 kg zulegen. Wer so groß ist, benötigt zur Aufrechterhaltung seines Stoffwechsels auch eine Menge Nahrung. Bis zu 16.000 kg Krill verspeist ein Wal nach den neuesten Erkenntnissen von Forschern an der Universität Stanford, USA, am Tag. Dies entspricht einer Menge von ca. 160.000 Bananen. Eine Maulladung voller Krill enthält ungefähr 457.000 kcal, was 830 Big-Mac-Burgern gleichkommt. Krill sind übrigens garnelenartige Krebstiere, die nur ca. 50 mm lang werden und damit 500-mal kleiner sind als der Blauwal. Dies bedeutet den größten Größenunterschied zwischen „Jäger" und „Beute". Das Südpolarmeer ist voller Krill-Schwärme, die man sogar vom Weltraum aus sehen kann. Der Wal nimmt das Krill mit dem Meerwasser auf und siebt seine Nahrung mit den haarfeinen Barten heraus. Auch von innen weist der Blauwal Rekordzahlen auf. Allein sein Herz hat ein Gewicht von mehreren 100 kg und ist so groß wie ein kleiner Pkw. Forschungen haben ergeben, dass das Herz des Wals bei Tauchgängen nur noch zweimal pro Minute schlägt. Das ist der langsamste Herzschlag bei einem Säugetier. An der Wasseroberfläche steigt der Herzschlag dann auf 40 Schläge; mehr ist bei diesem Riesenherz aber nicht drin. Die Zunge des Tiers wiegt sogar bis zu 7 Tonnen, im Schnitt 4 Tonnen. Damit ist sie schwerer als ein Elefant und die größte Zunge der Welt. Der Unterkiefer des

Blauwals ist der größte Knochen im gesamten Tierreich. Eine Stunde kann der Wal dank der größten Lunge unter Wasser bleiben. Ihre Gesamtkapazität liegt bei gut 5.000 Litern Luft. Mit einem Atemzug könnte der Wal ca. 500 Luftballons aufblasen. Die Luftfontäne, die der Wal ausstößt, i

## Fakt 28:

### Hoch

Die Giraffe ist das höchste Tier der Erde. Mit einem bis zu 5 m langen Hals werden manche männliche Tiere sogar über 5 Meter hoch. Damit hätte die Giraffe manchem Dinosaurier Konkurrenz gemacht. Auch bei den Giraffen dient der lange Hals dazu, gemütlich frische Blattnahrung aus den Baumwipfeln fressen zu können. Selbst ein Neugeborenes hat eine Größe von bis zu 1,80 Metern und ist damit so groß wie ein erwachsener Mensch. Trotz ihres langen Halses besitzt die Giraffe genauso wie der Mensch nur 7 Halswirbel.

## Fakt 29:

### Lang

Die längste Riesenschlange ist die Netzpython. Sie misst bis zu 10,5 m und lebt in Südostasien, Thailand und Vietnam. Die längste Giftschlange ist die Königskobra mit bis zu 4 Metern Länge, die in Indien und Südostasien beheimatet ist. Die schwerste Giftschlange ist die im Südosten der USA beheimatete Diamant-Klapperschlange mit einem Gewicht von bis zu 6,8 kg bei einer Länge von knapp 2 Metern. Das schwerste, gefangene Exemplar wog sogar 15 kg! Die Rassel, der sie ihren Namen zu verdanken hat, besteht übrigens aus einer Reihe von verschränkten, hohlen Keratinsegmenten.

## Fakt 30:

### Radschläger

Bei der größten Pfauenart handelt es sich um den grünen Pfau, der in Südostasien zu Hause ist. Die Männchen dieser Pfauenart können eine Länge von bis zu 3 Metern erreichen, einschließlich der langen Schwanzfedern. Die imposanten Federn können bis zu 1,60 Meter lang werden. Diese Pfauen zählen zu den größten flugfähigen Vögeln. Stehend ist der Kranich der größte flugfähige Vogel. Der Saruskranich wird bis zu 1,80 Meter hoch.

## Fakt 31:

### Kurzes Leben

Sprichwörtlich kurz ist das Leben der Eintagsfliege. Ihre Lebenserwartung beträgt 1-4 Tage. Im Larvenstadium war diese Fliege aber schon ca. 3 Jahre auf der Welt. Also insgesamt ein doch nicht so kurzes Leben. Sind die Fliegen geschlüpft, muss alles sehr schnell gehen. Wenn man sein ganzes Erwachsenenleben in nur einen Tag packen muss, kann man sich schließlich keine Zeit lassen. Tausende Fliegen schlüpfen zeitgleich, was auch wichtig für die Fortpflanzung ist. Die Männchen schlüpfen vor den Weibchen und können die geschlüpften Weibchen sofort umwerben. Nach der Paarung ist das Leben der Männchen bereits vorbei. Die Weibchen müssen erst noch für den Nachwuchs sorgen und ihre Eier ablegen. Danach sterben auch sie. Aus den Eiern schlüpfen Wochen später die neuen Larven, die heranwachsen und auf ihren großen Tag warten. Fruchtfliegen, die uns Menschen im Sommer

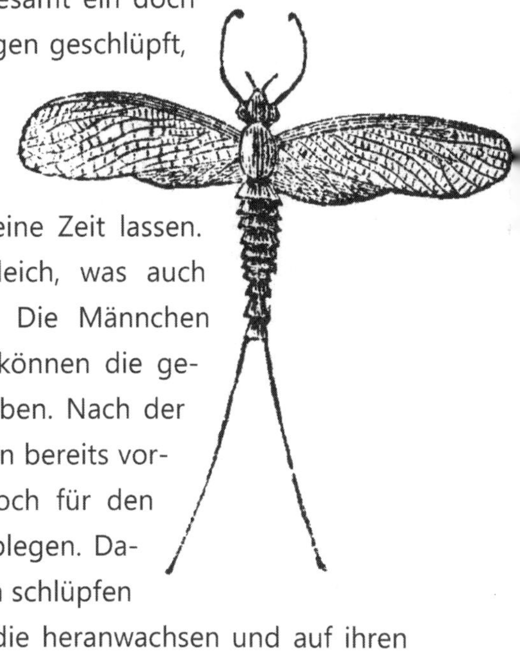

besonders plagen, leben mit 2-8 Wochen etwas länger. 24 Stunden nach dem Schlüpfen werden sie schon geschlechtsreif und können Hunderte von Eiern legen.

## Fakt 32:

### Gorilla-Rentnerin

Die Gorilla-Dame Fatou, die im Berliner Zoo zu Hause ist, ist das älteste Gorilla-Weibchen in Gefangenschaft. Fatou ist ein westlicher Flachland-Gorilla und lebt seit Mai 1959 in Berlin. Im Jahr 2022 feierte sie ihren 65. Geburtstag. Das genaue Geburtsdatum ist nicht bekannt, da das Gorilla-Weibchen nicht im Zoo geboren wurde. Der Zoo hat ihren Geburtstag daher einfach auf den 13. April festgelegt. Zum Geburtstag gab es die traditionelle Geburtstagstorte, passenderweise mit einer „65" aus Himbeeren und Blaubeeren. Der Tortenboden bestand aus Reis, die Tortencreme aus Quark, Belag und Deko aus allerlei Obst und Gemüse. Solch eine Festspeise gibt es für die Gorilla-Frau nicht jeden Tag. Fatou verspeiste ihre Geburtstagstorte alleine. Für die Gäste fand ein gemütliches Kaffeekränzchen im Vorgarten der Gorilla Familie statt. Die in Freiheit lebenden Artgenossen von Fatou sind in den tropischen Regenwäldern Kameruns, der Zentralafrikanischen Republik Gabuns und der Republik Kongo beheimatet. In ihrem natürlichen Lebensraum sind sie stark vom Aussterben bedroht. Gorillas sind mit bis zu 200 kg Körpergewicht die größten Affen. Allerdings sind die vegetarisch lebenden Tiere äußerst sanft und friedlich und sehr soziale Wesen.

## Fakt 33:

### Schnellläufer

Das schnellste Landtier ist der Gepard. Er ist in Afrika zu Hause und kann eine Höchstgeschwindigkeit von 112 km/h erreichen, die er aber nur über eine Strecke von 400 Metern durchhält. Dabei bevorzugt er freie Gelände ohne Hindernisse wie Bäume und andere Gewächse – eine Rennstrecke eben.

## Fakt 34:

### Schnelle Ameise

Wie schnell ist aber die schnellste Ameise der Welt? Die Silberameise, die in Nordafrika beheimatet ist, erreicht eine maximale Geschwindigkeit von 85,5 cm/Sekunde. Im Verhältnis zu ihrer Körperlänge ist dies 108-mal so viel. Ganz schön schnell.

## Fakt 35:

### Ameisen-Explosion

Die Ameise „Colobopsis cylindrica" lebt in Südost-Asien. Die baumbewohnenden Insekten haben eine besondere Eigenschaft entwickelt, um ihre Kolonie zu schützen. Nähert sich ein feindliches Insekt, gehen einige Arbeiter-Ameisen zum Gegenangriff über. Wie Kamikaze-Kämpfer opfern sie sich zum Wohl der Gemeinschaft. Die Körper der Ameisen platzen und die Gegner werden mit einer klebrigen Flüssigkeit überzogen und auf diese Weise aufgehalten.

## Fakt 36:

### Spot on

Dank der Biolumineszenz können Tiere und auch Pflanzen selbst Licht erzeugen und ausstrahlen. Das Blinken und Leuchten ist insbesondere bei Bewohnern der Tiefsee zu finden, wo Licht Mangelware ist. Es dient der Beleuchtung, dem Anlocken oder Verwirren von Beutetieren, der Tarnung oder Täuschung potentieller Angreifer, dem Warnen anderer Artgenossen, aber auch der Partnersuche. Biolumineszierende Bakterien erleuchten nachts die Meere weitflächig. Vom 25.07.

bis zum 09.08.2019 wurde in der Nähe von Java (Indonesien) per Satellit die bisher größte erleuchtete Fläche, auch „Milchmeer" genannt, gesichtet. Sie hatte eine Größe von mehr als 100.000 km2, etwa so groß wie Island. Auch über 3.000 Käferarten können ihr eigenes Licht erzeugen. Zu den Leuchtkäfern gehört der „Feuerkäfer", der die hellste Biolumineszenz erzeugt. Er leuchtet so hell wie eine LED-Taschenlampe. Die Waitomo-Höhlen auf der Nordinsel von Neuseeland sind die von Touristen meistbesuchten „Glühwürmchenhöhlen" der Welt mit einer jährlichen Besucherzahl von bis zu 500.000 Personen. Die an den Wänden hängenden Larven der Langhornmücke strahlen ein blau-grünes Licht aus, um Motten anzulocken, die in den vermeintlich leuchtenden Sternenhimmel fliegen und sich in dem Netz aus klebriger Seide verfangen.

## Fakt 37:

### Giftiger Fisch

Bei dem giftigsten Fisch handelt es sich um den Steinfisch. Er schützt sich mit 72 Stacheln, darunter 15 Rückenstacheln, von denen jeder zwei Beutel mit 5 bis 10 mg eines Muskel- und Nervengifts enthält. Gut getarnt liegt der Steinfisch, der ein Gewicht von bis zu 1,5 kg erreichen kann, auf der Lauer und wartet auf seine Beute. Er ist an seine Umgebung angepasst und sieht aus wie ein überkrusteter Stein oder ein Klumpen Korallen und kann teilweise mit Algen bewachsen sein. Seine Farbe ist braun oder grau mit gelben oder orange-roten Flecken. Der Fisch lebt auf dem Boden von Riffen oder Lagunen im flachen Wasser und kommt in Asien und Australien vor. Wenn ein Taucher versehentlich einen Steinfisch berührt und sich an seinen Stacheln sticht, kann dies tödliche Folgen haben. Die Stacheln sind so scharf und steif, dass sie selbst eine Stiefelsohle durchbohren könnten. Vergiftungen entstehen daher am häufigsten bei einem Tritt auf den Fisch. Für die für Menschen tödliche Dosis reicht das Gift aus 1 bis 2 Stacheln. Ein Stich führt zu brennenden Schmerzen, Lähmungen und Herzrhythmusstörungen. Eine Behandlung ist mit einer Heißwassermethode möglich, wobei die Proteine des Gifts zerstört werden. Es kann auch ein Gegengift gegeben werden. Gelegentlich wird der Steinfisch in Asien zum Verzehr angeboten. Der giftigste Speisefisch ist der Kugelfisch. Wenn er bedroht wird, pumpt sich der Fisch auf und stellt seine Stacheln auf. Dann sieht er tatsächlich wie eine Kugel mit Stacheln und 2 Augen aus. Der Kugelfisch verfügt über TTX-Nervengift (Tetrodotoxin), das der Menge nach je nach Art des Fisches variiert. Bereits 16 mg dieses Gifts können einen erwachsenen Menschen mit einem Gewicht von 70 kg töten. Bei einer Injektion würden bereits weniger als 2 mg tödlich wirken. Vergiftungen geschehen durch Verzehr des Fisches. Allerdings gilt der Kugelfisch in asiatischen Ländern wie Japan, aber auch Korea und China als eine besondere Delikatesse. In Japan wird das Gericht Fugu genannt. Bei der Zubereitung muss akribisch darauf geachtet werden, dass das genießbare Muskelfleisch von den hochgiftigen Innereien, wie Leber, Rogen, Darm oder auch Haut, vorsichtig getrennt wird. Ausschließlich besonders ausgebildete Fugu-Köche dürfen die Fischspezialität zubereiten. Jede Person, die mit dem Fang, Handel und der Zubereitung von Kugelfisch zu tun hat, benötigt eine Lizenz. Ein Fugu-Koch muss zwei Jahre lang in einem Spezial-Restaurant gearbeitet und eine Prüfung abgelegt haben. Es können heute aber bereits ungiftige Kugelfische mit Hilfe einer Spezial-Ernährung gezüchtet werden. Das Gift nehmen die Fische nämlich mit ihrer Nahrung auf und stellen es nicht – wie der Steinfisch – selbst her.

## Fakt 38:

### Lauter Knall

Das lauteste Tier ist nicht etwa ein laut brüllender Löwe oder ein trötender Elefant, sondern der kleine, in den Tropen und Subtropen beheimatete Pistolenkrebs. Zur Abwehr gegenüber Feinden lässt er an seiner Greifschere eine Dampfblase platzen. Dies verursacht einen lauten Knall, der mit 200 Dezibel doppelt so laut wie eine Motorsäge ist. Dieser Besonderheit verdankt er seinen Namen: Pistolen- oder Knallkrebs.

## Fakt 39:

### Wer war der Größte?

Das bislang größte und vollständigste Skelett des fleischfressenden Dinosauriers Tyrannosaurus rex („T-rex"), wurde 1990 in South Dakota, USA, gefunden. Es wurde auf den Namen „Sue" nach seiner Entdeckerin getauft. Im März 2019 ist in Kanada ein neuer Anwärter auf den Titel des größten und schwersten T-rex aufgetaucht. „Scotty" könnte – so sein Namensgeber, Dr. W. Scott Persons, welcher an der University of Alberta eine Studie zur Größe des Dinosauriers leitete – 13 Meter lang und gut 8.870 kg schwer gewesen sein. Ob er damit Sue als größten T-rex abgelöst hat, ist derzeit noch offen. Somit teilen sich Scotty und Sue im Moment den Titel. Ihr Kollege „Stan", der 1987 gefunden worden war, wurde übrigens im Oktober 2020 bei Christie's in New York City, USA, zu einem Rekordbetrag von umgerechnet 28.025.800 EUR versteigert. Sein neues Zuhause ist in einem Naturkundemuseum in Abu Dhabi in den Vereinigten Arabischen Emiraten.

## Fakt 40:

### Schlau

Der schlauste Vertreter des Tierreichs ist der Delphin. Seine Intelligenz und sein Gehirn sind einem Menschen ebenbürtig. Delphine verfügen über Emotionen wie positive und negative Empfindungen. Sie können Kunststücke erlernen oder in der Therapie Beziehungen zu Menschen aufbauen. Der Delphin rangiert, was die Intelligenz betrifft, noch vor den ebenfalls als intelligent geltenden Affen, Krähen, Kraken, Walen, Ameisen, Bienen, Elefanten, Papageien und Hunden.

## Fakt 41:

### Fitte Ratten

Gib Pfötchen – die Golden-Siam-Ratte Frankie hat am 05.10.2019 mit ihrem Herrchen Luke Roberts in Watfort, Hertfordshire, Großbritannien, die meisten „High Fives" ausgeteilt. In 30 Sekunden hat die Ratte ihr Herrchen 28-mal „abgeklatscht". Dass nicht nur Tiger durch Reifen springen können, bewies Frankies Bruder, Wheaten-Rex Ratte Freddie. Freddie stellte am 05.01.2020 einen Rekord mit acht Sprüngen durch einen Reifen in 30 Sekunden auf.

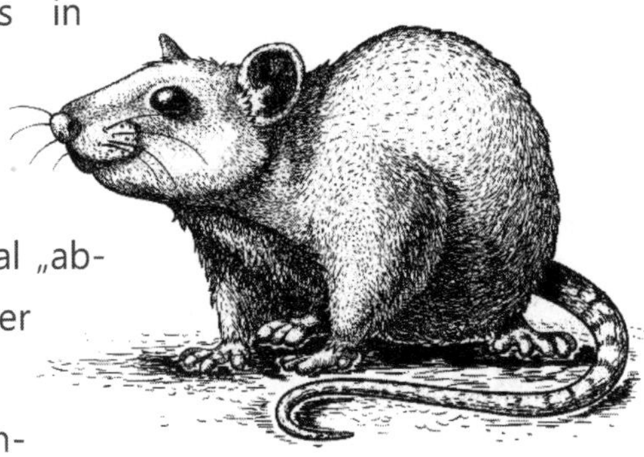

## Fakt 42:

### Ratten können auch anders

Dass Ratten intelligent und gelehrig sind, haben Frankie und Freddie bewiesen. Ratten können aber auch zu Helden werden. Die Riesenhamsterratte Magawa aus Tansania wurde von der gemeinnützigen belgischen Organisation Apopo zur Minensuchratte ausgebildet und eingesetzt. Von 2017 bis 2021 hat sie bei ihrem Einsatz in Kambodscha 71 Landminen erschnüffelt. Im hohen Ratten-Alter von 7 Jahren ging Magawa dann in Rente und bekam eine Mini-Goldmedaille umgehängt, die „PDSA Gold Medal", für ihren wagemutigen Einsatz. 2022 ist Magawa eines friedlichen Todes gestorben.

## Fakt 43:

### Auf dem Skateboard durch den Tunnel

Die Bulldogge Daichan fuhr auf ihrem Skateboard am 17.09.2017 in Tokio durch den längsten menschlichen Tunnel. Dieser bestand aus den Beinen von 33 hintereinanderstehenden Menschen. Daichan und Frauchen Marie Saito wurden mit einem Weltrekord-Eintrag belohnt. Bereits am 09.02.2017 hatte der Bengalkater Boomer seinem Herrchen Robert Dollwet im australischen Coolangatta in Queensland bewiesen, dass auch Katzen ein Talent zum Skateboarden haben. Durch den Beintunnel von 13 Menschen hat es der Kater geschafft und damit den entsprechenden Rekord für Katzen aufgestellt.

## Fakt 44:

### Fast wie Picasso

Ein malendes Schwein? Nicht nur das. „Pigcasso", die zusammen mit Frauchen Joanne Lefson in Südafrika lebt, ist ein richtiger Star in der Kunstszene. Lefson soll Pigcasso als Ferkel vor dem Schlachthof gerettet und mit auf ihren Bauernhof in Franschhoek in der Westkap-Provinz genommen haben. Das hat sich gelohnt. Bereits über 400 Bilder hat die künstlerisch begabte Sau mit ungiftiger Farbe gemalt und anschließend mit ihrer Schnauze signiert. Für manche Gemälde benötigt sie nur 5 Minuten, für andere eine ganze Woche. Ganz schön wild sehen die schweinischen Malereien, die schon mehrfach ausgestellt wurden, aus. Und Geld bringen sie auch ein. 2021 war insofern ein besonders erfolgreiches Jahr für das Schwein. Ein Portrait von „Prinz Harry" wurde für 2.350 Pfund an einen spanischen Käufer veräußert. Das Kunstwerk „Wild and Free", auf einer 1,6 x 2,6 m Leinwand, wurde am 13.12.2021 sogar für einen Betrag von 20.000 Pfund, umgerechnet 23.670 EUR verkauft. Das ist das teuerste, von einem Tier erstellte Gemälde. Der Käufer war der deutsche Kunstsammler Peter Esser.

## Fakt 45:

### Flaschenöffner

Der Papagei Gordon schaffte es im November 2014 in Los Altos, Kalifornien (USA), in einer Minute 12 Kronkorken von Soda-Flaschen zu öffnen. Seine Trainerin, Julia Cardoza, war bestimmt stolz auf den Hyazinth-Ara.

## Fakt 46:

### Roller-Vogel

Der Kakadu Chico fuhr im Februar 2022 in der „Lo Show dei Record" in Mailand, Italien, mit seinem Roller 5 m in nur 14,58 Sekunden und verbesserte damit seinen 5 Tage zuvor aufgestellten Rekord. Trainiert wird der Vogel von seinem Besitzer, dem Bulgaren Kaloyan Yavashev.
wird der Vogel von seinem Besitzer, dem Bulgaren Kaloyan Yavashev.

## Fakt 47:

### Krabbentreffen

Auf der Weihnachtsinsel im Indischen Ozean versammeln sich einmal im Jahr die Weihnachtsinsel-Krabben zur Paarung am Strand. Die Tierchen bilden einen riesigen roten Teppich. Die letzte Zählung im Jahr 2015 ergab, dass ca. 38 Millionen Krabben auf der Insel lebten. Bei einer Größe der Insel von 135 m2 ergibt dies die größte Krabbendichte von rund 280.000 Krabben pro m2. Leider ist ihre Anzahl rückläufig.

## Fakt 48:

### 1.000 Füße

Der Tausendfüßler hat zwar keine 1.000 Füße, jedoch ist er tatsächlich das Tier mit den meisten Beinen. Der gewöhnliche Tausendfüßler verfügt über rund 300 Paare davon (also 600 Füße). Sein kalifornischer Vertreter Illacme plenipes weist sogar 375 Beinpaare auf. Er ist auf 750 Füßen unterwegs. Schon nah dran an den 1.000.

# Sportlich

(49 – 71)

Besonders oft sind sportliche Leistungen Gegenstand von Rekordversuchen. Auf diesem Gebiet findet man anerkennenswerte Leistungen.

## Fakt 49:

### Körbe verteilen

Ted St. Martin aus Jacksonville, Florida (USA), schaffte es 1996, ganze 5.221-mal nacheinander einen Basketball-Freiwurf zu verwandeln. Dabei war er kein berühmter Basketballspieler. Anders sein Landsmann Corey „Thunder" Law, der als Spieler bei den Harlem Globetrotters, einem Basketball-Show-Team, im Jahr 2014 in Phoenix, Arizona, den weitesten Rückwärts-Treffer über 25 Meter erzielte.

## Fakt 50:

### Schnellstes Golf-Loch

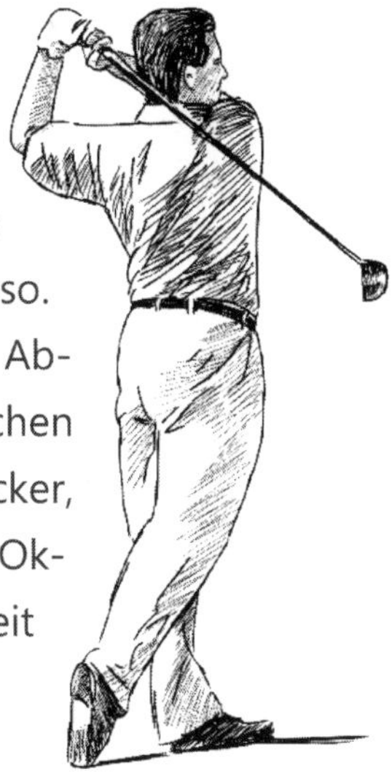

Dass es sich bei Golf um einen eher gemächlichen Sport handelt, denken sicher viele. Dem ist aber nicht so. Manchmal kann es ganz schön schnell zugehen vom Abschlag bis zum Einlochen. Das Quartett der Europäischen Golf-Tour, bestehend aus Wilco Nienaber, Sean Crocker, Min Woo Lee und Nicolai Hojgaard, hat den Ball im Oktober 2021 in Sotogrande, Spanien, in der Rekord-Zeit von nur 25,75 Sekunden eingelocht.

## Fakt 51:

### Nur Fliegen ist schöner

Der 1979 geborene britische Erfinder Richard Browning träumte schon seit seiner Kindheit davon, so zu fliegen wie Iron Man. Am 14.11.2019 hob er in seinem „Jet-Anzug" mit Düsenantrieb über Brighton Beach, East Sussex, in Großbritannien ab. Dabei erreichte er eine Geschwindigkeit von 136,89 km/h, mit der er seinen eigenen, zwei Jahre alten Rekord knackte. Grund dafür waren eine verbesserte Technik und stabilisierende Flossen an seinen Beinen. Als Gag ließ im Schuh eingebaute Pyrotechnik die Funken nur so sprühen. Noch schneller hat ihn das nicht gemacht. Sein Flug-Anzug trägt übrigens den Namen „Daedalus", benannt nach einer Gestalt aus der griechischen Mythologie, die versuchte, mit Flügeln aus Wachs und Federn zu fliegen. Weil die Gestalt der Sonne zu nahe kam, ist das Wachs geschmolzen und der Flug nahm kein gutes Ende. Zum Glück ist bei Browning bislang alles gut gegangen.

## Fakt 52:

### Wenn schon, denn schon

Man kann Gewichte stemmen und man kann tauchen. Man kann aber auch beides – auf einmal. Der Sporttaucher Greg Wittstock aus den USA hat beide Sportarten praktischerweise gleich miteinander kombiniert und so im Jahr 2020 in einem See bei St. Charles im Bundesstaat Illinois (USA) einen Rekord aufgestellt: Er ist der 1. Mensch, der unter Wasser 62-mal eine 50 kg schwere Langhantel gestemmt hat.

## Fakt 53:

### Mit dem kleinen Finger

Kraft in seinem kleinen Finger benötigte der Mehrfachrekordhalter Tazio Gavioli (Beiname: „der italienische Schmetterling") für seinen Rekord aus dem Jahr 2018. Er schaffte 36 Klimmzüge – an seinem kleinen Finger. Mit diesem Rekord hat sich Gavioli gesteigert, von den meisten einarmigen Klimmzügen zu den meisten „einfingrigen" Klimmzügen. Ansporn für seine im wahrsten Sinne des Wortes einseitigen Rekorde ist übrigens seine Katze. Bei einem Verkehrsunfall verlor sie eine Pfote und ist seitdem auf drei Beinen unterwegs. Also ließ auch Herrchen einfach einen Arm bei seinen Klimmzügen weg.

## Fakt 54:

### An der stählernen Nadel

Im Jahr 2005 kletterte der damals 13 Jahre alte Maiko Kieswetter aus Altona in Deutschland 5 Meter an einer Wand in die Höhe. Nichts Besonderes? Doch. Als Kletterhilfe benutzte er nämlich Dartpfeile, die er zuvor in eine Holzwand geworfen hatte. Er holte den Rekord im Auf-Dartpfeilen-in-die-Höhe-Klettern, den er erst im zweiten Anlauf schaffte. Beim ersten Mal hatte er wohl die Pfeile nicht fest genug geworfen.

## Fakt 55:

### Auf allen Vieren

9 Jahre lang hat er die Fortbewegung bei Tieren wie Affen studiert. Dann konnte der japanische Leichtathlet Kenichi Ito aus Tokio am 06.11.2015 im Alter von 33 Jahren seinen Rekordversuch starten. Auf Händen und Füßen lief Ito im Komazawa Olympic Park von Tokio einen Weltrekord über 100 Meter in nur 15,71 Sekunden.

## Fakt 56:

### Im Kopfstand unterwegs

Marco George aus Großbritannien erreichte auf seinem Motorrad eine Höchstgeschwindigkeit von 122,50 km/h. Dabei stand er auf dem Kopf, mit seinem Helm auf dem Sitz des Fahrzeugs, und hielt sich an der Maschine fest. Bei dem Stunt schaute er außerdem gegen die Fahrtrichtung. Für den Rekord, den er auf dem Elvington Flugfeld in North Yorkshire, Großbritannien, aufstellte, hatte Marco 7 Monate lang trainiert.

## Fakt 57:

### Drei auf einen Streich

Es gibt die merkwürdigsten Marathon-Rekorde. Dinos, Flaschen, Comic-Figuren und sogar Elvis Presley haben sich schon durchs Ziel bewegt. Cynthia Lauren Arnold hat keine Verkleidung für ihren Rekord bei dem Missoula Half Marathon im Jahr 2018 benötigt. Die 35-jährige Dreifach-Mutter hatte einfach ihre drei Kinder (6 Jahre, 3 Jahre und 21 Monate alt) im Dreier-Kinderwagen auf die Halbmarathon-Strecke von 21,0975 km mitgenommen. Mit ihrer süßen Last von insgesamt 85 kg kam sie nach 3 Stunden und 11 Minuten durchs Ziel.

## Fakt 58:

### Langsam, langsamer, am langsamsten

Normalerweise ist jeder bemüht, bei einem Wettrennen möglichst schnell ins Ziel zu kommen. Nicht so der Japaner Kanaguri Shiso. Ganze 54 Jahre, 8 Monate, 6 Tage, 32 Minuten und 20,3 Sekunden hat er für einen Marathonlauf benötigt. Wie ist das denn möglich? Ganz einfach oder auch nicht: Kanaguri startete im Jahr 1912 im jungen

Alter von 21 Jahren als Läufer beim Marathon im Rahmen der Olympischen Spiele in Stockholm. Schon seine Reise nach Stockholm war äußerst anstrengend gewesen. Nachdem sich Kanaguri für die Teilnahme bei den Olympischen Spielen qualifiziert hatte, sammelten seine Kommilitonen Geld, damit er die weite Reise nach Schweden überhaupt antreten konnte. Seine Reise nach Stockholm dauerte ganze 18 Tage. Erst reiste er mit dem Schiff nach Wladiwostok, dann mit der Transsibirischen Eisenbahn quer durch Russland über Finnland nach Schweden. Die lange Fahrt hatte ihn ziemlich erschöpft und er musste sich erst 5 Tage lang erholen, bevor er das Training wieder aufnehmen konnte. Der Marathon startete am letzten Tag der Spiele. Eine außergewöhnliche Hitze von über 30 Grad machte den Läufern zu schaffen. Ein portugiesischer Läufer brach sogar zusammen und verstarb am nächsten Tag. Auch Kanaguri verlor bei Kilometer 26,7, als er gerade durch den Stockholmer Vorort Sollentuna lief, kurz das Bewusstsein. Eine Familie, die an der Strecke als Zuschauer in ihrem Garten saß, versorgte Kanaguri mit Getränken. Er schlief sodann vor Erschöpfung im Vorgarten ein. Er schlief so fest, dass er erst am nächsten Tag erwachte. Der Marathon und die Olympischen Spiele waren dann natürlich passé. Die Polizei war außerdem auf der Suche nach dem vermissten Läufer, konnte ihn jedoch nicht finden. Kanaguri schämte sich dermaßen über den Vorfall, dass er, ohne sich noch einmal zu melden, nach Japan zurückreiste. In Schweden wurde er für tot erklärt. Das Leben von Kanaguri ging weiter. In den folgenden Jahren war er weiterhin als Läufer aktiv und verzeichnete Erfolge in Japan. Er heiratete, wurde Vater von 6 Kindern und Großvater von 10 Enkeln. Er arbeitete als Universitätsprofessor. Im Jahr 1967 kehrte er dann im Alter von 75 Jahren nach Stockholm zurück. Ein Journalist hatte die Geschichte des für tot erklärten Läufers aufgedeckt und ein TV-Sender spürte Kanaguri auf und lud ihn ein, den Marathon zu Ende zu laufen. Kanaguri folgte der Einladung und startete in dem Vorgarten, wo er Jahrzehnte zuvor eingeschlafen war. Er brachte die restlichen Kilometer hinter sich und konnte seinen Marathon – nach einem jahrzehntelangen Umweg – schließlich beenden, wenn auch nicht mit Bestzeit. Immerhin wurde es ein Rekord für den langsamsten Marathon aller Zeiten. Damit hatte er ein Stück Lebensweg abgeschlossen. Auch nach seinem Tod im Jahr 1983 setzte sich die Geschichte fort: Zum 100-jährigen Jubiläum des Rennens 2012 lief Kanaguris Urenkel den Stockholm-Marathon mit. Er stoppte an dem Haus, wo sein Urgroßvater eingeschlafen war, und wurde von den Nachkommen der schwedischen Familie zu einem Drink im Garten eingeladen.

## Fakt 59:

### Das ist doch zum über-die-Wand-gehen

Auf dem Boden zu laufen ist eigentlich langweilig. Der deutsche Stuntman und Parkour-Sportler Amadei Weiland lief bei einem Weltrekordversuch im Wall-Run-Parkour im Europapark Rust 2012 wie Spiderman ganze 3,49 Meter und damit am weitesten an der Wand entlang.

## Fakt 60:

### Slackline

In der Höhe balancieren auf einem dünnen Gummiband – die Slackline wurde in den 1980er Jahren von Kletterern im Yosemite Nationalpark in Kalifornien (USA) entwickelt. Es gibt immer wieder besondere Slackline-Rekorde.

Zwischen den Autos: Lu Anmin aus China balancierte am 14.12.2019 in Peking am längsten auf einer Slackline, die zwischen zwei fahrenden Autos gespannt war. Fahren und Laufen gleichzeitig – sozusagen Seil-Fahren. 1 Minute und 57,28 Sekunden dauerte der Balanceakt.

Zwischen den Ballons: Am 02.12.2021 unternahm der Brasilianer Rafael Zugno Bridi einen Spaziergang auf einer 2,5 cm breiten und 18 Meter langen Slackline, die zwischen zwei Heißluftballons in 1.901 Metern Höhe gespannt war. Die Ballons befanden sich über dem Praia Grande in Santa Catarina, Brasilien. Der höchste Slackline-Walk wurde von der International Slackline Association bestätigt

Über den Vulkan: Im Jahr 2020 vollführte der Brasilianer Bridi zusammen mit dem Deutschen Ale-xander Schulz den längsten Slackline-Walk über einem aktiven Vulkan. 261 Meter liefen sie über den Vulkan Yasur auf der südpazifischen Insel Tanna im Archipel von Vanuata.

Über das Tal: 2021 schaffte ein Team den längsten Slackline-Spaziergang, der auch von der International Slackline Association anerkannt wurde. Vom 04. bis zum 06.07.2021 bewältigte ein Team von 15 Slacklinern eine Strecke von 2.130 Metern über das schwedische Lapporten-Tal in 600 m Höhe. Allerdings schafften nur 4 Personen die gesamte Strecke ohne Sturz: Quirin Herterich, Lukas Irmler, Ruben Langer und Friedi Kühne aus Deutschland waren die Glücklichen. Der Sturz war für die anderen Teilnehmer aufgrund der Sicherung natürlich nicht gefährlich.

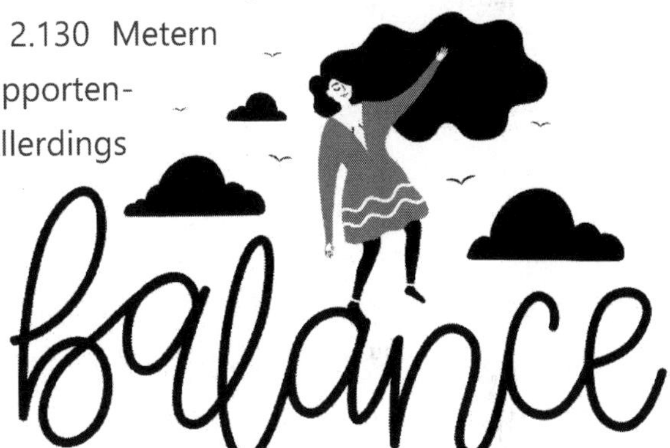


## Fakt 61:

### Schieben, schieben, schieben

Wenn man mal mit dem Auto liegen bleibt, wäre es wie ein Sechser im Lotto, wenn Tomislav Lubenjak zufällig die Straße entlangkäme. Denn der Fitnesstrainer aus Kroatien hat vom 27. bis zum 28.04.2019 in 24 Stunden die weiteste Strecke im Autoschieben zurückgelegt. Dabei schob er sein 740 kg schweres Auto 106,93 km weit. Am Steuer saß übrigens seine Oma. Für den Rekord benutzte er ein und dieselbe Straße in der kroatischen Hauptstadt Zagreb, über die er das Auto 33-mal auf und ab schob.

## Fakt 62:

### Hoch auf dem Rad

Adam Zdanowicz aus Polen benötigte etwa einen Monat, um ein 7,41 Meter hohes Fahrrad zu planen, und drei weitere Monate, um es aus Recyclingmaterial zu bauen. Das Fahrrad sieht aus wie ein hoher Tannenbaum aus Metallstangen, auf dem hoch oben Adem thront. Am 21.12.2020 radelte er dann auf seinem Drahtesel in schwindelerregender Höhe in Bialystok, Polen, und stellte damit einen Rekord auf.

## Fakt 63:

### Bitte nicht übers Seil stolpern

Seilspringen auf Rollschuhen – das klingt beinahe unmöglich. Der Inder Zorawar Singh übersprang im Februar 2020 in Neu-Delhi, Indien, auf Rollschuhen in 30 Sekunden 147-mal ein Sprungseil und brach damit seinen eigenen Rekord.

## Fakt 64:

### Jonglieren auf Rädern

Dass man nicht nur mit Rollschuhen seilspringen, sondern auch beim Inlineskaten jonglieren kann, bewies David Rush aus Idaho in den USA. Im August 2019 legte er ganze 1,2 km und damit die weiteste Strecke auf Inlineskates in Boise, Idaho (USA), zurück, während er mit drei Gballz Jonglage-Bällen jonglierte. Er brauchte 7 Minuten und 55

Sekunden für drei Runden auf dem Highschool-Sportplatz. Die Jonglage erfolgte nach einem links-rechts-links-rechts-Muster. Super Koordination. David hält übrigens über 200 Rekorde. So hat er auch in einer Minute 59 Weintrauben mit einem Schwert zerteilt, während er auf einem Gymnastikball balancierte.

## Fakt 65:

### Handskating

Wenn man keine Jonglage-Objekte mit den Händen bedienen muss, kann man die Hände auch gleich in die Inlineskater stecken und im Handstand skaten. Der Deutsche Mirko Hanßen aus Veert skatete auf diese Weise im November 2017 in Bocholt, Nordrhein-Westfalen, 50 Meter in 8,55 Sekunden. Weltrekord! Für das Handskaten hat Mirko 4 Jahre lang trainiert, um seinen Fahrstil zu optimieren. Diese Sportart hat er sozusagen erfunden. Er beherrscht u. a. Slalomfahren, Vorwärts- und Rückwärts-Salti und sogar Rampensprünge.

## Fakt 66:

### Hoch den Berg

Going – der Neuseeländer Lee Griggs hüpfte mit seinem Pogo-Stick 1.602 Meter den Mount Fyffe in Kaikoura in Neuseeland hinauf. Das war der höchste Aufstieg mit einem Pogo-Stick. Dabei handelte es sich bei Lee um einen Neuling auf dem Pogo-Stick, der den Versuch zugunsten der Mental Health Foundation New Zeeland unternahm.

## Fakt 67:

### Schwimmübung

Die Schwimmerin Sarah Thomas aus den USA schaffte am 15.09.2019 die meisten Ärmelkanal-Durchquerungen. Sie startete nach

Mitternacht vom Shakespeare Beach in Dover. Viermal schwamm sie zwischen Dover, Großbritannien und Cap Gris-Nez in Frankreich hin und her. Zwei Tage später kam sie nach 54 Stunden und 10 Minuten wieder in Dover an und hatte den Ärmelkanal viermal überquert.

## Fakt 68:

### Über das Tote Meer

Ein Schwimmteam aus 12 Ländern überquerte am 15.11.2016 das Tote Meer. Es ist zwar bekannt, dass man im Toten Meer aufgrund des hohen Salzgehalts auf dem Rücken liegend eine Zeitung lesen kann. Allerdings lässt sich das Tote Meer gar nicht so einfach durchschwimmen. Das Schwimmteam startete am Wadi-Mujib-Flussdelta in Jordanien. Nach 17,5 Kilometern kamen sie in Ein Gedi, Israel, an. Die Schwimmer mussten Vollgesichts-Schnorchelmasken tragen und unterwegs Ess- und Trinkpausen im Wasser einlegen.

## Fakt 69:

### Jetzt wird's kalt

Der erster Schwimmer unter Antarktischem Eis war der Brite Lewis Pugh. Am 23.01.2020 durchschwamm Pugh über eine Länge von 1 Kilometer in der Ost-Arktis einen Eistunnel – nur mit Badehose und Badekappe bekleidet. Dabei musste er 10 Minuten und 17 Sekunden lang einer Wassertemperatur von 0,1 Grad Celsius trotzen. Mit seiner Aktion wollte er auf die Gletscher-Schmelze aufmerksam machen.

## Fakt 70:

### Unterwasser-Bubble

Die Amerikanerin Logan Halverson arbeitet als professionelle Meerjungfrau im Aquarium des Silverton Hotels in Las Vegas, USA. Im Jahr

2019 stellte sie einen Weltrekord im Unterwasser-Luftringe-Blasen auf. 48 Luftringe schaffte sie in einer Minute.

## Fakt 71:

### Unterwasser-Kreisel

Ihre Kollegin, die Berufs-Meeresjungfrau Ariana Liuzzi, hält den ebenfalls 2019 aufgestellten Rekord in den meisten 360-Grad-Abwärtsdrehungen unter Wasser. 32-mal drehte sie sich mit dem Kopf nach unten innerhalb einer Minute um ihre eigene Achse. Anschließend war ihr ziemlich schwindelig. Wen wundert's?

# Kulinarisch

(72 – 102)

Sehr beliebt sind auch Essensrekorde. Wer kann möglichst viel in kurzer Zeit in sich hineinstopfen? Essensrekorde sind in der Regel nicht zum Nachahmen zu empfehlen. Man benötigt schon etwas Training, um Massen von Essen in kurzer Zeit bewältigen zu können. Vor allem in den USA kann man es zum professionellen Wettesser schaffen und damit seine Brötchen verdienen, die man dann im Wettbewerb massenweise verspeist.

## Fakt 72:

Hotdog

Beim traditionellen New Yorker Hotdog-Wettessen, das alljährlich anlässlich des amerikanischen Nationalfeiertags am 4. Juli im Vergnügungspark Coney Island stattfindet, stellt der Kalifornier Joey Chestnut Rekorde am laufenden Band auf. Genauer gesagt gewann er das Wettessen bereits 14-mal. Zuletzt übertraf er sich wieder einmal selbst um einen Hotdog, indem er im Jahr 2021 ganze 76 Würstchen in Brötchen herunterschlang und sich damit mehr als 22.000 Kalorien auf einen Schlag einverleibte. Er benötigte dazu nur rund 10 Minuten, wobei er allein in der ersten Minute ein Dutzend Hotdogs verdrückte. Seinen Spitznamen „Jaws" (= Kiefer) trägt er nicht ganz zu Unrecht. Der 1983 geborene Student der Ingenieurwissenschaften nimmt derzeit Platz 1 der Weltrangliste der „International Federation of Competitive Eating" ein.

## Fakt 73:

### Big Mac

Den Rekord im Big Mac „Zeitfressen" hält der US-Amerikaner Matt Stonie. Er schafft es, 25 der großen Burger in 25 Minuten zu verschlingen. Damit beinhaltet seine Mahlzeit rund 13.500 kcal. Dabei ist der 1992 geborene Kalifornier Stonie ein eher dünner Mann. Unglaublich, zu welchen Leistungen der menschliche Körper in der Lage ist. Skurril ist, dass Stonie eine Ausbildung zum Diätassistenten und Ernährungsberater durchlaufen hat, bevor er 2010 mit dem Gewinn eines Amateurwettbewerbs im Hummerbrötchenessen zum professionellen Wettesser mit der Aufnahme in die Major League Eating wurde. Sein Spitzname lautet übrigens „Megatoad". Er hält eine Menge Ess-Rekorde. Dass es bei ihm nicht nur herzhaft zugeht, zeigt sein Rekord im Vertilgen von Geburtstagskuchen. In 8 Minuten und 59 Sekunden schafft er es, 2,5 kg des süßen Gebäcks zu verdrücken.

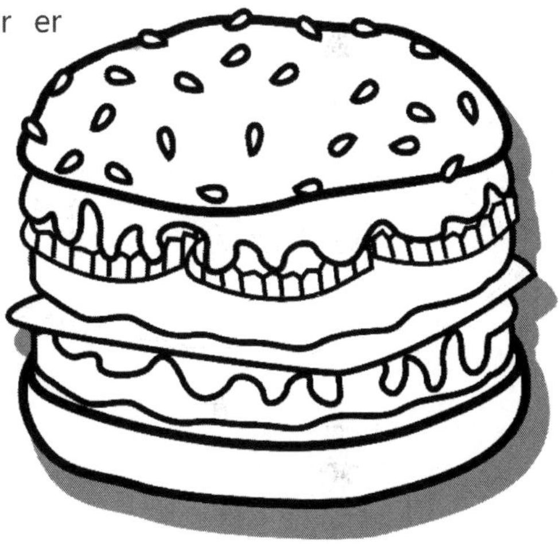

## Fakt 74:

### M&Ms

Der derzeitige Weltrekord im Aufeinanderstapeln der Schokolinsen liegt bei sieben Stück. Er wurde am 23.04.2022 von dem Iraner Ibrahim Sadeq aufgestellt, der lediglich 2 Minuten für den neuen Rekord benötigte. Er selbst nennt sich einen „Balance-Künstler". Wahrscheinlich haben die Pandemie und die damit verbundene Langeweile dazu geführt, dass es in letzter Zeit öfter neue Rekorde im M&Ms-Stapeln gab. Den Rekord von 6 gestapelten Schokolinsen hatte erst im Februar 2022 der Australier Brendan Kelbie aufgestellt und damit seinen im Lockdown 2020 mit 4 Linsen aufgestellten Rekord zurückerobert, den im Juni 2021 der Brite Will Cutbill mit 5 M&Ms gebrochen hatte.

## Fakt 75:

### Essstäbchen

Man kann M&Ms aber nicht nur stapeln, sondern auch essen. Allerdings nicht mit den Fingern, sondern mit Stäbchen. Die Engländerin Kathryn Ratcliffe hat es im August 2011 geschafft, sich 65 M&Ms in der Minute mithilfe von Essstäbchen zu Gemüte zu führen. Im November 2013 schaffte sie es, auf dieselbe Weise 175 Schokolinsen in drei Minuten zu verspeisen.

## Fakt 76:

### Schneller Toast

Der Rekord im Essen einer Scheibe Toastbrot liegt derzeit bei 7,112 Sekunden. Wichtig ist, dass nach Ablauf der Zeit kein Toastbrot mehr im Mund sein darf.

## Fakt 77:

### Langes Baguette

Das längste Baguette hat das Rote Kreuz in Como/Italien am 16.06.2019 im Rahmen einer Spenden-Gala gebacken. Das stattliche Brot mit einer Länge von 132,62 m wäre aufgestellt mehr als doppelt so hoch wie der schiefe Turm von Pisa.

## Fakt 78:

### Glückskekse

Chris L. Duke aus Bolton Valley/USA hatte im August 2019 eine Sammlung von Glückskeksprüchen, die 4.350 der Zettelchen mit den Lebensweisheiten umfasste. Wenn das mal kein Glück bringt.

## Fakt 79:

### Teurer Keks

Den will niemand essen. Der teuerste Keks der Welt wurde im Oktober 2015 für einen Betrag von umgerechnet 21.218 EUR in Großbritannien versteigert. Was ihn so wertvoll macht, ist seine Herkunft aus einem Päckchen des Überlebens-Proviants eines der Rettungsboote der im April 1912 gesunkenen „Titanic". Der Keks entkam der Katastrophe zusammen mit einem Passagier an Bord der „Carpathia", einem Passagierschiff, das zur Rettung der Überlebenden des Untergangs der Titanic eingesetzt worden war.

## Fakt 80:

### Teures Essen

Die drei folgenden Gerichte stellen jeweils einen Rekord darin auf, das teuerste Essen ihrer Art zu sein.

Teurer Hot Dog: Der Hotdog im japanischen Stil „The Juuni Ban", den man bei „Tokyo Dog" in Seattle, Washington/USA, für 169 US-Dollar bestellen kann, hat es in sich: geräucherte Käse-Bratwurst, in Teriyaki-Butter gegrillte Zwiebeln, Maitake-Pilze, Wagyu-Rind, Foie gras, gehobelter, schwarzer Trüffel, Kaviar, japanische Mayonnaise in einem Briochebrötchen. Edel-Fast-Food eben.

Teure Pizza: Es geht auch noch teurer im Fast-Food-Bereich. Die Pizza „24K" kann für schlappe 2.700,00 US-Dollar bei „Industry Kitchen" in

New York City/USA verzehrt werden. Was sie als Belag auf sich trägt, ist vom feinsten: weißer Stilton-Käse aus Großbritannien, Foie gras und schwarzer Trüffel aus Frankreich, Ossietra- und Almas-Kaviar vom Kaspischen Meer und natürlich das namensgebende 24-Karat Blattgold. Aber auch der Pizzateig kann mit dem Belag mithalten. Die Kruste ist mit Tintenfischtinte aus Indien bestrichen und mit Goldflocken aus Ecuador bestreut. Die Pizza muss allerdings im Voraus bestellt werden, da die exquisiten Zutaten erst importiert werden müssen.

Alles Käse: Zum Abschluss vielleicht noch einen dekadenten Käsekuchen? Für 4.592 US-Dollar ist die edle Kreation aus unter anderem Büffelricotta, 200 Jahre altem Cognac, madagassischer Vanille, italienischen, weißen Trüffeln, geschmolzener Schokolade,

## Fakt 81:

### Teuer Chicken Nugget

Auf eBay wurde am 04.06.2021 der teuerste McDonald's Chicken Nugget zu einem ansehnlichen Preis von 87.997 EUR verkauft. Die Motivation des Käufers ist nicht ganz klar. Es wird darüber spekuliert, dass der Nugget Teil eines Exklusiv-Gerichts war, das zusammen mit den K-Pop-Ikonen BTS angeboten worden war, oder dass der Nugget einem Crewmitglied aus dem Videospiel Among Us ähnelte. Jetzt ist alles klar.

## Fakt 82:

### Achtung scharf

André Ortlof aus Augsburg liebt es offenbar scharf. Bereits im Januar 2015 schluckte er 416 g Senf aus der Tube herunter. Im August 2019 folgte dann der Rekord im Senf-Trinken. 200 ml Senf schaffte er in gerade mal 11,79 Sekunden. Wohl bekommt's. Der 1994 geborene Außenhand

## Fakt 83:

### Noch schärfer

Gregory Foster aus den USA stellte im November 2021 einen neuen Rekord im Chili-Schnellessen auf. In einer Minute verdrückte der Chili-Fan 110,50 Gramm in Form von 17 Chili-Schoten der be-sonders scharfen Sorte Bhut-Jolokia mit über 1.000.000 Scoville. Scoville ist eine Einheit zur Bestimmung des Schärfegrads von Paprika-Früchten. Da werden ihm anschließend die Augen nicht nur vor Freude getränt haben. Das Rekordessen fand in einem öffentlichen Park in San Diego, Kalifornien, statt. Mancher Passant blieb da staunend stehen.

## Fakt 84:

### Alles Kaffee

Essens-Rekorde in kürzester Zeit sind beeindruckend. Aber auch Getränke lassen sich in Windeseile herunterkippen. Vorsicht: heiß! Der deutsche Rekordhalter André Ortolf hat eine Tasse Kaffee im August 2019 in der Rekordzeit von 4,35 Sekunden getrunken.

## Fakt 85:

### Schnelles Wasser

Ortolf begnügt sich aber auch mit einfachem Wasser. 500 ml davon schlürfte er im Dezember 2019 mit einem Strohhalm in nur 7,30 Sekunden weg. Dabei ist eine gute Technik gefragt.

## Fakt 86:

### Wasser andersrum

Eine gute Technik benötigte auch der Schwede Anders Forselius, als er im Juni 2019 in Berlin einen Liter Wasser im Handstand in 56 Sekunden austrank. Denn wenn er die Flasche zum Trinken ansetzte, stand er nur noch auf einer Hand.

## Fakt 87:

### Blaubeeren im Mund

124 dieser kleinen Beeren stopfte der US-Amerikaner David Rush, der Rekorde in Serie abliefert, am 16.06.2019 in Boise, Idaho, auf einmal in seinen Mund. Da musste er aufpassen, dass er nicht aus Versehen eine runterschluckt, denn er übertraf seinen bisherigen Rekord um nur eine Beere.

## Fakt 88:

### Halbe Sachen

Der Martial-Arts-Lehrer Harikrishnan S. aus Indien köpfte am 15.12.2019 in Kerala, Indien, mit einem Samurai-Schwert in nur 30 Sekunden 61 Ananasse auf den Köpfen von freiwilligen Personen. Die Früchte lagen dabei sicherheitshalber auf einem Brettchen bereit, das jeder Helfer auf dem Kopf trug. Eine reife Leistung. Das saftige Obst wurde anschließend verteilt. Praktisch, dass die Ananasse schon bereit zum Verzehr waren.

## Fakt 89:

### Frühstück im Bett

Am 30.03.2019 frühstückten insgesamt 574 Menschen in Johannesburg in Südafrika gleichzeitig im Bett. Dieses Event wurde von der Saft-Marke „Cappy" veranstaltet.

## Fakt 90:

### Obst XXXL

Die schwerste Grapefruit brachte 2019 in Slidell, Louisiana (USA), stattliche 3,59 kg auf die Waage. Die weiße Zitrusfrucht ist im Garten von Douglas und Mary Beth Meyer gewachsen. Ihre sechs Enkel haben bei der Aufzucht der großen Frucht tatkräftig geholfen. Aufgrund des großen Gewichts der Riesenfrucht musste extra eine Hängematte gebaut werden, um die Grapefruit während des Wachstums zu stützen.

## Fakt 91:

### Gemüse XXXL

Mit dem längsten Spargel konnten am 02.10.2004 Harry und Carson Willemse aus Kanada aufwarten. Bei dem Kürbisfest in Port Elgin, Ontario, Kanada, wo vor allem die orangefarbenen Kolosse begutachtet werden, präsentierten sie eine 3,51 Meter lange Spargelstange.

## Fakt 92:

### Tomaten-Schlacht

„La Tomatina", das jährlich am letzten Mittwoch im August stattfindende Tomatenfest in Bunol bei Valencia in Spanien, erfreut sich großer Beliebtheit. Im Jahr 2012 lieferten sich ca. 40.000 Menschen eine Tomatenschlacht, wobei sie sich mit mindestens 40 Tonnen Tomaten bewarfen, was den Rekord für die größte Essensschlacht aller Zeiten einbrachte. Für diese Schlacht werden nur Tomaten verwendet, die nicht mehr genießbar sind. Entsprechend beißend ist der Geruch in den Straßen. Das tut dem Spaß aber keinen Abbruch.

## Fakt 93:

### Lecker schlecker

Die größte Eiskugel der Welt stellte im Jahr 2014 eine Gruppe von Amerikanern aus Wisconsin/USA her. Das riesige rosa Eisbällchen der Sorte Erdbeere wies stattliche Maße auf. Es war 1,67 Meter hoch, 1,82 Meter breit und 1.365 kg schwer. Auf ein Hörnchen oder in einen Becher passte dieses, aus dem Inhalt von 733 Eiscreme-Behältern kreierte Unikum freilich nicht. Die Besucher des Cedarburg Strawberry Festivals, bei dem die Eiskugel präsentiert wurde, durften aber alle davon probieren. Bei der Größe war natürlich nicht nur ein Löffelchen Eiscreme, sondern eine ordentliche Portion drin. Die wurde dann auch mit einem Riesen-Löffel ausgeteilt. Da braucht man keine zweite Sorte.

## Fakt 94:

### Auf die (Kokos)nuss

Mit Essen spielt man nicht, könnte man bei diesem Rekord denken. Oder auch, dass alles Vertrauenssache ist. Karamjit und Kawaljit Singh aus Indien haben 2014 einen Rekord aufgestellt, bei dem man kaum hinsehen kann. Kawaljit lag mit ausgestreckten Armen und Beinen auf dem Boden. Um ihn herum waren wie eine Kontur seines Körpers Kokosnüsse ausgelegt. Mit verbundenen Augen, in die er sich zuvor auch noch Salz gerieben hatte, zertrümmerte Karamijt die Kokosnüsse mit einem riesigen Hammer. Getroffen hat er zum Glück nur die Nüsse und nicht Kawaljit. Ob da beim Üben auch immer alles gut gegangen ist?

## Fakt 95:

### Kopfnuss

Der Inder S. Navin Kumar hatte 2018 einen Rekord im Knacken von 217 Walnüssen mit der Stirn aufgestellt. Mit seinem Herausforderer, dem Pakistani Mohammad Rashid, trat er dann zusammen in einem Rekord-Wettbewerb an. Rashid ging dabei mit 254 Nüssen gegenüber 239 Nüssen bei Kumar als Sieger hervor. Beim Knacken der Nüsse gab es die eine oder andere, durch die scharfen Schalen hervorgerufene Verletzung. Rezept für den Erfolg? Mehrere Stunden am Tag trainieren.

## Fakt 96:

### Ei-ei-ei

Leichter hatte es da der Vielfach-Rekordhalter Ashrita Furman aus den USA, der in seinem Leben über 600 – und damit die meisten – Guinness-Weltrekorde aufgestellt hat. Er zerdrückte 2008 im Panorama-Café in New York City in 1 Minute sage und schreibe 80 Eier mit seinem Kopf. Mit Eiern hatte Furman auch andere Rekorde: rohe Eier balancieren (888), rohe Eier fangen (86 in der Minute).

## Fakt 97:

### Liegt schwer im Magen

Kann man das essen? Diese Frage stellt sich wohl, wenn man sich die „Nahrung" betrachtet, die der französische Schausteller Michel Lolito aus Grenoble im Laufe seines Lebens zu sich genommen hat. Glas und Metall sind schließlich nicht gerade als bekömmliche Lebensmittel bekannt. Umso erstaunlicher, was sich Lolito in der Zeit zwischen 1966 und 1997 so alles einverleibt hat: 18 Fahrräder, 15 Einkaufswagen, 7 Fernseher, 6 Leuchter, 2 Betten, 1 Paar Ski, 1 Computer und 1 Sarg. Den Hauptgang stellte aber wohl ein Flugzeug des Typs Cessna 150 dar. Guten Appetit! Allerdings hat Lolito für dieses Mahl zwei Jahre benötigt. Seinen Eintrag im Guinness-Buch der Rekorde erhielt er unter dem Stichpunkt „seltsamste Ernährung". Er soll in seinem Leben bis zu 9 Tonnen Metall und andere Gegenstände verzehrt haben. Seine Speisen zerkleinerte er zuvor mit einer Metallsäge in mundgerechte Happen, die er dann einfach runterschlucken konnte. Es wäre schließlich nicht möglich gewesen, das Metall zu zerkauen. Die Kette eines Fahrrads soll ihm übrigens am besten geschmeckt haben. Bereits im Alter von 9 Jahren hatte er damit begonnen, Gläser und Glasflaschen zu essen. Seine seltsame Essensvorliebe hat ihm den Spitznamen „Monsieur Mangetout = Herr Allesfresser" eingebracht. Lolito soll am Pica-Syndrom, einer seltenen Essstörung, gelitten haben, die dazu führt, dass Betroffene als ungenießbar geltende Gegenstände verzehren. Lolito hatte allerdings keinen Schaden durch seine spezielle Ernährung davongetragen. Röntgenaufnahmen sollen gezeigt haben, dass sein Magen täglich bis zu 900 Gramm Metall aufnehmen konnte. Sein Körper hatte sich einfach an die seltsame Kost angepasst. Seine Magenwände waren immerhin doppelt so dick wie die eines normalen Menschen. Der Fall des Michel Lolito ist wohl einzigartig. Überfressen hat er sich nicht, sondern er ist im Jahr 2007 im Alter von 57 Jahren an einem Herzinfarkt gestorben.

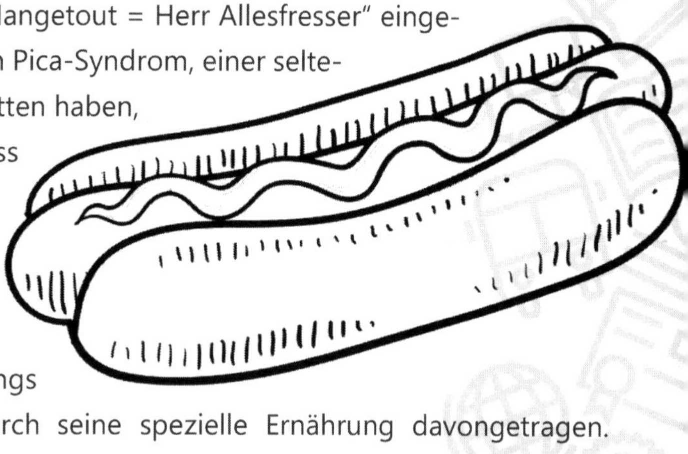

## Fakt 98:

### Mini-Whiskybar

Zur besseren Verdauung hätte sich Lolito vielleicht einen Whisky in der kleinsten Whiskybar der Welt genehmigen können. Die „Smallest Whisky Bar on Earth" ist in Santa Maria (Münstertal) im Kanton Graubünden in der Schweiz zu finden. Bei einer Größe von gerade einmal 8,53 m2 bietet sie dem Gast allerdings über 300 verschiedene Whisky-Sorten aus aller Welt an.

## Fakt 99:

### Drehwurm

Von der kleinsten Whiskybar ins höchstgelegene Dreh-Restaurant der Welt. Liegt ja quasi „um die Ecke". Das Drehrestaurant „Allalin" befindet sich an der Bergstation der Metro Alpin in Saas-Fee, einem Wintersportort in den Schweizer Alpen im Kanton Wallis. Es verfügt über 200 Innen- und 200 Außenplätze. Mit toller Aussicht natürlich, vielleicht auch auf den einen oder anderen „Viertausender".

## Fakt 100:

### Unterwasser-Mahlzeit

Von der Höhe in die Tiefe. Das Ithaa Undersea Restaurant auf dem Ari-Atoll der Malediven ist das erste Unterwasser-Restaurant auf der Welt. Es befindet sich etwa 5 Meter unter der Wasseroberfläche. Zu den 14 Plätzen, die mindestens 2 Wochen im Voraus reserviert werden müssen, gelangt man über eine Wendeltreppe. Zu Essen gibt es natürlich vor allem Fisch und mediterrane Küche. Mittags werden ein 3- und abends ein 6-Gänge-Menü serviert. Der durchschnittliche Preis für einen Restaurant-Besuch liegt bei 270 EUR. Im Restaurant Ithaa (= Perlmutt) sitzt man selbst wie im Aquarium und ist von allen Seiten vom Indischen Ozean und seinen Fischschwärmen umgeben. Das bogenförmige Plexiglasdach bietet einen Panoramablick und tägliche Fischfütterungen sorgen dafür, dass sich immer viele Fische rund um das Restaurant tummeln und die Gäste etwas zu sehen bekommen. Vielleicht betrachten sich die Fische ja auch die Gäste? Das Stahlkonstrukt des Restaurants hat ein Gewicht von 175 Tonnen. In den Unterbau wurden 85 Tonnen Sand gefüllt, um das Restaurant ins Meer absenken zu können. Inzwischen gibt es noch weitere Unterwasser-Restaurants in Dubai, auf Fidschi, in Südafrika und auch in Deutschland – das „La Mer" in Neuwied, Rheinland-Pfalz.

## Fakt 101:

### Ältester schwedischer Kaugummi

Der vermutlich erste Kaugummi der Menschheit bestand aus „Birkenpech", einer schwarz-braunen, gummiartigen Masse, die aus Birkenrinde hergestellt wird. In der Jungsteinzeit wurde das Birkenpech oft als Klebstoff verwendet. Zahnfunde haben gezeigt, dass das Birkenpech außerdem gekaut wurde. Zum einen, um die Masse geschmeidig für die Anwendung als Klebstoff zu machen, zum anderen aber auch wegen seiner antiseptischen Wirkung bei Entzündungen und bei Zahnschmerzen. Im Mai 2019 wurde laut Journal „Communications Biology" bei einer Ausgrabung in Westschweden ein Fund von 9.540 bis 9.880 Jahre altem Birkenpech gemacht.

## Fakt 102:

### Alter Kuchen

Der älteste gefundene Kuchen stammt aus dem Jahr 2.200 vor Christus. Sauber versiegelt und vakuumverpackt lag er im Grab des ägyptischen Prinzen Pepianch, um ihn als Proviant auf seiner Reise ins Jenseits zu begleiten. Ausgestellt ist die antike Leckerei mit einer

Füllung aus Milch und Honig im Museum der Ernährung im schweizerischen Vevey.

# Natürlich

(103 – 121)

Auch die Natur hat einige Rekorde zu bieten. Naturwunder, über die man nur staunen kann. Beeindruckend groß, hoch, mitunter gefährlich und (natur-)gewaltig. Überlebte Naturkatastrophen zählen zu den unfreiwilligen Rekorden, die niemand planen kann und die die Betroffenen vermutlich nicht freiwillig gewählt hätten, um als Rekordhalter platziert zu werden. Viele Ereignisse sind auch so außergewöhnlich, dass nicht damit zu rechnen ist, dass die aufgestellten Rekorde jemals gebrochen werden.

## Fakt 103:

### Giftpilz

Der giftigste Pilz ist nicht der mit seinem rot-weißgepunkteten Look bekannte Fliegenpilz, sondern der auf der ganzen Welt verbreitete Knollenblätterpilz. Dieser weiße Pilz ist verantwortlich für 90 % aller tödlich verlaufenden Pilzvergiftungen. Eine Menge von nur 5 bis 7 mg kann beim Menschen zu Leber- oder Nierenversagen führen. Durch Kochen wird das Gift nicht zerstört, so dass eine Mahlzeit mit diesem Pilz regelmäßig tödlich verläuft.

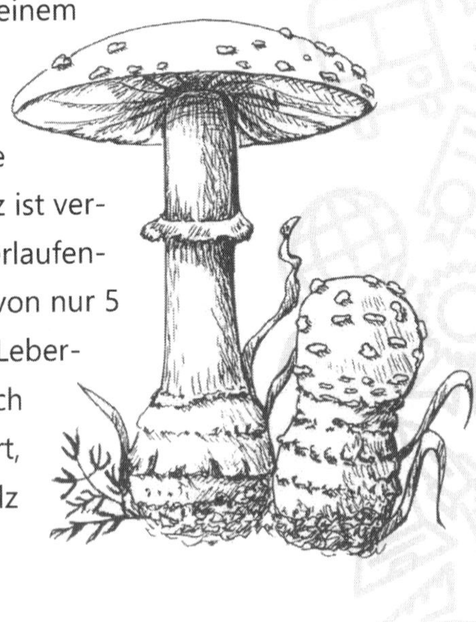

## Fakt 104:

### Riesenblatt

Da wird der Mensch zur Ameise. Das größte, ungeteilte Blatt ist das des Elefantenohrs. Die Pflanze hat ihren Ursprung vermutlich in Malaysia. Das Blatt hat eine Länge von 3,02 m. Die Gesamtfläche beträgt 3,17 m2, so groß wie ein Doppelbett.

## Fakt 105:

### Riesenbaum

Nicht so groß wie ein Mammut, sondern viel, viel größer ist der größte Mammutbaum der Welt. Der Küstenmammutbaum, Sequoia sempervirens, steht tief versteckt im Redwood-Nationalpark in Kalifornien, USA, und trägt den Namen „Hyperion" nach einem der Titanen aus der griechischen Mythologie. Im Jahr 2019 hatte er eine Länge von 116,07 Metern, womit er höher als der Uhrturm „Big Ben" in London war. Von der Spitze bis zum Beginn des Blattwerks verfügt er mit 90,9 m auch über die höchste Baumkrone. Erst im August 2006 wurde der Baum-Riese entdeckt. Sein genauer Standort wird zu seinem Schutz geheim gehalten.

## Fakt 106:

### Potzblitz

Der Ranger Roy Cleveland Sullivan wurde während seines Jobs im Shenandoah-Nationalpark in Waynesboro im US-amerikanischen Bundesstaat Virginia sage und schreibe 7-mal von einem Blitz getroffen, was ihm den Spitznamen „der menschliche Blitzableiter" einbrachte. Der erste Blitzschlag traf ihn 1942, der letzte im Jahr 1977. Überlebt hat er glücklicherweise alle Blitzschläge. Direkte Beweise gibt es für die Blitzschläge – abgesehen von seinen eigenen Angaben und gelegentlich verbrannten Haaren – nicht. Die Wahrscheinlichkeit, sieben Mal von einem Blitz getroffen zu werden, liegt bei 1 zu 16.000.000.000.000.000.000.000 (16 Quadrillionen). Zu berücksichtigen ist aber, dass Sullivan aufgrund seiner langjährigen Tätigkeit als Ranger im Freien und seines Wohnorts in Virginia mit durchschnittlich 40 Gewittertagen im Jahr sicher einem erhöhten Risiko eines Blitzschlags ausgesetzt war. Übrigens waren auch die Umstände seines Todes im Alter von 71 Jahren mysteriös. Er soll im Bett neben seiner 30 Jahre jüngeren Ehefrau Selbstmord begangen haben, was diese erst Stunden später bemerkt haben will.

## Fakt 107:

### Teure Katastrophen

Am 10.04.2001 kam es aufgrund des Tri-State-Hagelsturms, der über den drei Staaten Kansas, Mis-souri und Illinois in den USA wütete, zu Tornados und Überschwemmungen. Die gut 7 cm großen Hagelkörner richteten den größten Schaden aufgrund einer Naturkatastrophe in Höhe von 1,38 Milliarden EUR an. Das teuerste Jahr aufgrund von Naturkatastrophen war das Jahr 2011. Basierend auf den Zahlen des Versicherers Swiss Re betrug der weltweite Verlust ca. 333 Milliarden EUR. Das „teuerste" Ereignis dabei war ein Erdbeben vor der japanischen Pazifikküste von Tohoku, das einen Tsunami ausgelöst und einen wirtschaftlichen Schaden von 193 Milliarden EUR zur Folge hatte, wovon lediglich 32 Milliarden EUR versichert waren. Diese Katastrophe hat 2011 außerdem 2/3 aller Todesopfer aufgrund von Naturkatastrophen ausgemacht.

## Fakt 108:

Tornado

Manchmal kommt man auch ungewollt zu einem Weltrekord. Matt Suter ist es so ergangen. Am 12.03.2006 wurde der damals 19-jährige Suter von einem Tornado erfasst und sage und schreibe 398 Meter weit mitgeschleift. Er überlebte und wurde zum Rekordhalter in der Rubrik „Überlebender, der über die größte Distanz von einem Tornado mitgeschleift wurde". Darauf hätte er bestimmt verzichten können. An besagtem Abend war eine Gewitter-Superzelle mit einem Dutzend Tornados unterwegs, die sogar zwei Menschen das Leben kostete. Suter befand sich gerade im Mobilheim seiner Großmutter in Fordland, Missouri, als der Tornado durch das Haus hindurchfegte und ihn erfasste. Zu diesem Zeitpunkt war er (zum Glück) bereits bewusstlos, weil er zuvor von einer Lampe im Haus am Kopf getroffen worden war. Gelandet ist er nach seiner unfreiwilligen Flugreise auf einer Wiese hinter einem Stacheldrahtzaun. Glück im Unglück: Suter hat lediglich eine Kopfverletzung von der Lampe sowie einige Kratzer an den Füßen davongetragen.

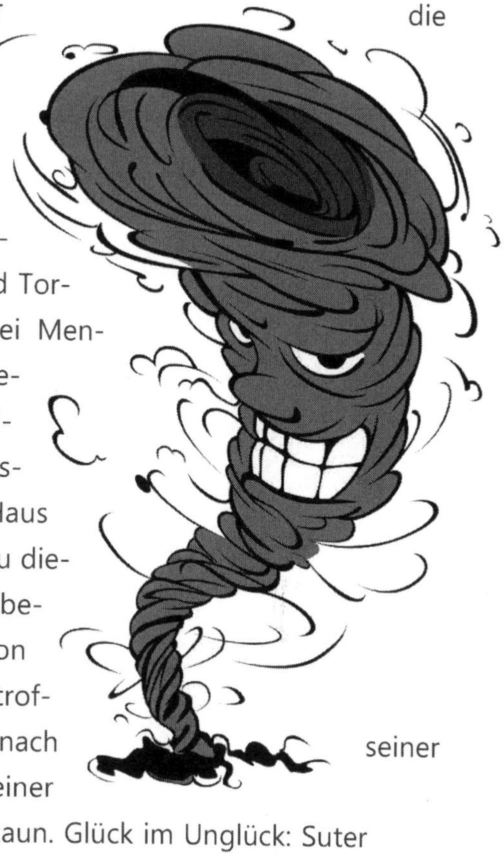

## Fakt 109:

### Mond-Selfie

Apollo 11 war der erste bemannte Flug zum Mond. Bekannt geworden ist das Foto, das Neil Armstrong von seinem Kollegen, dem Piloten Dr. Buzz Aldrin, im Raumanzug auf der Mondoberfläche gemacht hat. Es gab aber noch einen ganz besonderen Rekord bei dieser Raummission: das 1. Selfie im All, das Buzz Aldrin am 13.11.1966 von sich aufgenommen hat. Darauf sieht man etwas schief und angeschnitten seinen Kopf im Raumanzug. Gut, der Bildausschnitt ist nicht optimal gewählt, aber Aldrin hatte schließlich auch noch kein Handy mit Selfie-Funktion zur Verfügung.

## Fakt 110:

### Höchster Berg im Sonnensystem

Der Olympus Mons, also Berg Olympus, befindet sich auf dem Mars. Der Mars liegt von der Sonne aus gesehen hinter der Erde als vierter Planet. Der Gipfel des Olympus Mons befindet sich 25 km über seinem Fuß. Er ist damit fast dreimal so hoch wie der Mount Everest. Bei dem Olympus Mons handelt es sich um einen Schildvulkan, der aus Tausenden von Lavaschichten besteht, die bei früheren Ausbrüchen entstanden sind. Der Berg ist mehr als 20-mal so breit wie hoch. Trotz seiner Höhe ist er daher nicht besonders steil.

## Fakt 111:

### Brücke mit Durchblick - Aufzug mit Aussicht

Im Zhangjiajie National Forest Park im Nordwesten von Hunan, China, mit seinen mehr als 3.100 riesigen Quarz-Sandstein-Säulen und -Pfeilern mit einer Höhe von bis zu 300 Metern gibt es einen besonderen Nervenkitzel für wagemutige Berg-Touristen. Neben der Begehung der Zhangjiajie-Glasbrücke, der höchsten Fußgängerbrücke in einer Höhe von 260 Metern, kann man mit dem Bailong-Aufzug fahren, dem weltweit höchsten Außenlift in 326 m Höhe.

## Fakt 112:

### Da geht man durch die Wolken

Die längste Treppe der Welt ist die „Stairway to Heaven", die auf den Gipfel des Berges Niesen führt, also fast „in den Himmel". Der Niesen ist 2.362 m (über dem Meeresspiegel) hoch und liegt südlich des Thunersees im Berner Oberland in der Schweiz. Die Treppe ist stolze 1.723 Meter lang und umfasst anstrengende 11.674 Stufen. Alternativ gelangt man auch mit der Niesenbahn nach oben. Die Treppe, welche direkt neben der Standseilbahn verläuft, war ursprünglich nur für das Wartungspersonal der Bahn gedacht. Allerdings wird die Treppe nur einmal im Jahr geöffnet, wenn der alljährliche Niesen-Treppenlauf stattfindet, dessen Teilnehmerzahl auf 220 Personen beschränkt ist. Der Start des Laufs ist bei 693 m, der Höhenunterschied beträgt 1.669 m und die Distanz 3.404 m. Die Steigung liegt zwischen 66 und 68 %.

## Fakt 113:

### Wasserfall:

Der höchste Wasserfall der Welt ist der Kerepakupai Merú in Salto Ángel, Venezuela. Er besitzt eine Höhe von 979 m. Der breiteste Wasserfall hingegen befindet sich am Mekong in Laos. Die Khone-Wasserfälle weisen eine Gesamtbreite von 10,78 km auf!

## Fakt 114:

### Salzig

Der See mit dem höchsten Salzgehalt ist der Gaet'ale-See in der Danakil-Senke in der Region Afar in Äthiopien. Er weist einen Salzgehalt von 43 % auf – das ist fast doppelt so viel wie das Tote Meer.

## Fakt 115:

### Riesenspiegel

In den Anden im Südwesten Boliviens ist mit fast 11.000 km2 die größte Salzpfanne der Welt (Salar de Uyuni) gelegen. Sie ist fast so groß wie der Inselstaat Jamaika, viermal größer als Luxemburg und enthält ca. 10 Milliarden Tonnen Salz. In der Regenzeit von Dezember bis April verwandelt sich die Salzwüste in einen riesigen Spiegel. Die niedrige Wasserschicht von 5 bis 10 cm führt zu bizarren Spiegelungen. Wenn sich die Wolken spiegeln, kann man manchmal den Himmel von dem Wasser nicht mehr unterscheiden. Nachts gibt es auch ein ganz besonderes Naturschauspiel zu sehen. In der gefluteten Salzfläche spiegelt sich die Milchstraße, was auch der geringen Lichtverschmutzung geschuldet ist. In der Nachbarschaft zum Salar de Uyuni befindet sich außerdem das größte Salzhotel der Welt mit einer Größe von 4.500 m2.

## Fakt 116:

### Cooles Hotel

Das größte Eisgebäude ist das Eishotel „Icehotel" in Jukkasjärvi in Schweden. Es wird jeden Winter mit Eisblöcken aus dem gefrorenen Wasser des Flusses Torne neu gebaut. Im Jahr 2021 hatte es die Rekordgröße von ca. 2.870 m2. Es gibt 15 bis 20 Standardzimmer und 12 von internationalen Künstlern gestaltete Suiten.

## Fakt 117:

### Doppelter Glitzer

Im Oktober 2019 wurde im Osten Russlands der erste Diamant in einem Diamant gefunden. Der größere Stein des Doppeldiamanten hat ein Gewicht von 0,62 Karat und einen Durchmesser von 4,9 mm – wie ein Reiskorn. Sein 0,02 Karat schwerer Begleiter ist lediglich 2,1 mm lang.

## Fakt 118:

### Mount Everest

Am 23.05.2019 erklommen insgesamt 354 Bergsteiger den Gipfel des Mount Everest. Das waren die meisten Aufstiege, die an einem Tag stattfanden. Auf einer Fotografie des nepalesischen Bergsteigers Nirmal Purja vom 22.05.2019 sieht man eine lange Schlange von Bergsteigern auf dem Hillary Step am südöstlichen Gipfelgrat des Berges. Ca. 100 Personen versuchen, abzusteigen, während gleichzeitig rund 150 Personen den schmalen Grat nach oben besteigen. Ein Gedrängel wie beim Schlussverkauf, und das in fast 8.800 Metern Höhe! Mehr Aufstiege zum Mount Everest als in der Frühjahrssaison 2019 hat es noch nie gegeben. Das war für einen weiteren Rekord gut. Er liegt bei 872 Aufstiegen in einer Saison.

## Fakt 119:

### Schneefrau

Der höchste Schneemann der Welt, pardon, die höchste Schneefrau, hieß „Olympia" und war höher als die New Yorker Freiheitsstatue. Für eine so große Schneefigur braucht man eine Masse Schnee. Die gibt es in Bethel in Oxford County im Bundesstaat Maine in den USA. Dort fällt in jedem Jahr 3-mal so viel Schnee wie im Landesdurchschnitt.

Olympia ist daher nicht die erste ihrer Art. 1999 wurde ihr Vorgänger, der 10 Stockwerke hohe Schneemann Angus, King of the Mountain, erbaut, der es bereits zu einem Weltrekord gebracht hat. 2008 war es dann soweit. Die erste Schneefrau wurde erschaffen. Sie wurde aus 5.890 Tonnen Schnee gebaut und war um eine Etage höher als ihr Vorfahr Angus. Mit einer Gesamthöhe von 37,21 Metern übertraf sie die Freiheitsstatue um über 3 und Angus um über 2,58 Meter. Ein Monat Arbeit war zu ihrer Fertigstellung am 26. Februar erforderlich. Immerhin 5 Monate verschönerte sie die Skyline von Bethel, bevor sie wegschmolz. Alles an Olympia war gigantisch: zwei 9 Meter lange Fichten als Arme, eine 2,4 Meter lange Karotten-Nase, die Kinder gebastelt hatten, ein Kettenanhänger in Form einer 1,9 Meter breiten Schneeflocke, ein 39,6 Meter langer, roter Schal, ein 14,6 Meter breiter, roter Fleece-Hut, Lippen, geformt aus 5 roten Autoreifen, Augen aus 1,2 Meter breiten Kränzen mit Pupillen aus 2 schwarzen Reifen, umkränzt von Wimpern aus 8 Paar Skiern sowie drei 1,9 Meter breite LKW-Reifen als Knöpfe.

## Fakt 120:

### Weißt du, wie viel Sternlein stehen

Auch Sterne sind immer wieder für Rekorde gut. Der Stern „RMC 136a1" befindet sich im Tarantula-Nebel der großen Magellanschen Wolke und leuchtet 6.170.000-mal heller als die Sonne. Aufgrund seiner Entfernung zur Erde von 160.000 Lichtjahren erscheint er aber nicht so hell. Der Stern „WHL0137-LS" ist mit 12,9 Milliarden Lichtjahren am weitesten von der Erde entfernt.

## Fakt 121:

### Älter als die Welt

Wie Forscher Anfang 2020 berichteten, wurden im Murchison-Meteorit, welcher im Jahr 1969 in Australien eingeschlagen war, mikroskopisch kleine Staubkörner entdeckt, die 7 Milliarden Jahre alt sind, also älter als unser Sonnensystem. Um das Alter des Sternenstaubs herauszufinden, war untersucht worden, wie lange die Körner der kosmischen Strahlung im All ausgesetzt waren.

# Technisch

(122 – 135)

Alles, was mit Technik zu tun hat, ist geradezu darauf angelegt, schneller, besser und effizienter zu sein. Also ein großes Betätigungsgebiet für Rekorde.

## Fakt 122:

### Alles Mini

Eigentlich ist nicht viel Platz in dem kleinen Mini Cooper. Daher ist es umso erstaunlicher, wie viele Menschen bei Rekordversuchen immer wieder in den Mini passen. Im Jahr 2013 quetschten sich 28 gelenkige Turnerinnen einer Gymnastik-Gruppe aus East-Sussex in Großbritannien in London in den neuen Mini Cooper. Jeder Millimeter, vom Armaturenbrett bis zum Fußraum, muss dabei optimal ausgenutzt werden. Selbst im Kofferraum fanden 4 Personen Platz. Bei dem Rekordversuch müssen die Teilnehmer komplett mit allen Körperteilen im Auto verstaut sein und

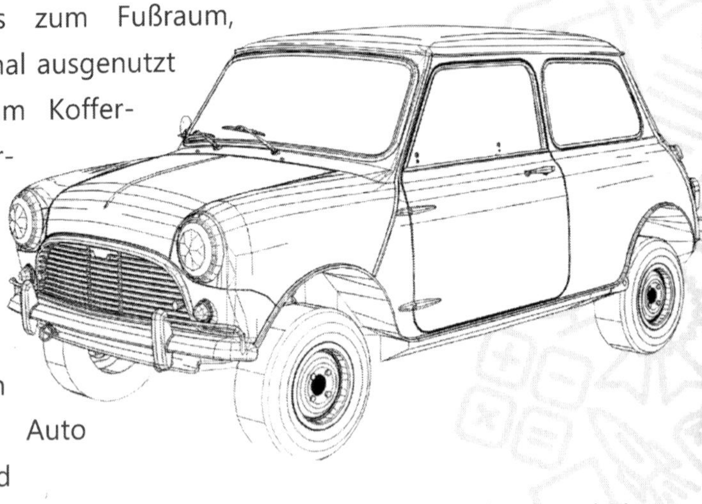

es bei geschlossenen Fenstern und Türen 20 Sekunden lang aushalten. Ihr weiterer Rekord mit 23 Frauen in dem kleineren klassischen

Mini-Modell wurde bereits im Mai 2014 wieder gebrochen. 27 Personen der Gruppe „Dani and the miniskirts" nahmen in Brighton, Großbritannien, in dem Autochen Platz. Auch der Rekord im neuen Mini wurde im September 2014 in China von Xia Lei und Mini China auf 29 Personen erhöht.

## Fakt 123:

### Führerscheinprüfung

Manch einem wird es schon mulmig zumute bei dem Gedanken an die Fahrprüfung. Doch die meisten Menschen schaffen ihren Führerschein früher oder später. Bei manchen ist dies eher „später" der Fall. Den unfreiwilligen Rekord in nicht bestandenen Führerscheinprüfungen stellte Cha Sasoon aus einem Ort südlich von Seoul auf. 960-mal ist sie durch die Prüfung gefallen. Gescheitert ist die Südko-reanerin zunächst an der theoretischen Prüfung, einem Multiple-Choice-Test. Seit 2004 hat sie es fast täglich versucht, den Test zu bestehen, bis sie es im Jahr 2009 im 650. Versuch endlich geschafft hat. Die praktische Prüfung musste nur 10-mal wiederholt werden, bis die 69-jährige Großmutter 2010 ihren Führerschein endlich in der Tasche hatte. Sie benötigt die Fahrerlaubnis übrigens aus beruflichen Gründen, zum Ausliefern von Gemüse.

## Fakt 124:

### Auto auf dem Kopf

Der Brite John Evans balancierte im Mai 1999 in London für 33 Sekunden einen Austin Mini-Cooper auf seinem Kopf. Das Fahrzeug war zuvor ausgeschlachtet worden und wies noch ein Gewicht von 159,6 kg auf. Den Rekord für das schwerste Gewicht auf seinem Kopf (das kein Auto war) hatte Evans bereits 2 Jahre zuvor eingeheimst. Da trug er

101 Backsteine mit einem Gesamtgewicht von 188,7 kg auf dem Schädel.

## Fakt 125:

### Schleuderfahrt

Der US-Amerikaner Craig Breedlove verlor am 15.10.1964 beim Abbremsen seines düsengetriebenen Fahrzeugs „Spirit of America" die Kontrolle. Er befand sich bei einem Geschwindigkeits-Rekordversuch auf den Bonneville Salt Flats in Utah. Sein Auto schleuderte 10 km durch die Wüste. Das ist die längste durchgehende Schleuderstrecke eines Autos. Dabei kappte er Telegrafenmasten und landete schließlich in einem Salzsee. Unversehrt konnte Breedlove sein Fahrzeug verlassen. Da war er mit dem Schrecken davongekommen.

## Fakt 126:

### Monster-Truck

„Bigfoot 5" ist der größte Monster-Truck. Er ist 4,7 Meter hoch und wiegt 17,2 Tonnen. Im Jahr 1986 wurde er von dem US-Amerikaner Bob Chandler gebaut. Bigfoot 5 gehört zur 21 Fahrzeuge umfassenden Bigfoot-Serie. Seine Reifen sind alleine 3 Meter hoch. Seinen Dauerparkplatz hat der Truck in St. Louis, Missouri, gefunden.

## Fakt 127:

### Mit dem Heli über die USA

Yosuke Chatmaleerat aus Taiwan ist der schnellste Flug in einem Helikopter über (fast) die gesamte USA gelungen. Vom 25.09. bis zum 07.10.2019, in 12 Tagen, 14 Stunden und 59 Minuten, flog er über 48 benachbarte Staaten der USA. Ja, die USA haben 50 Staaten. Hawaii und Alaska musste er – wohl aus Zeitgründen – auslassen. Innerhalb der ersten drei Tage wurde sein Flugtalent bereits durch Wetterkapriolen auf die Probe gestellt. Er musste seinen Heli durch Gewitter, Nebel und starke Gegenwinde steuern.

## Fakt 128:

### Schnellster Lift

Im Guangzhou CTF Finance Centre in der chinesischen Provinz Guangdong befindet sich seit 2019 der schnellste Aufzug der Welt. Der Lift saust mit einer Geschwindigkeit von bis zu 75,6 km/h hinauf oder hinab. 21 Personen können gleichzeitig mitfahren. Die 95 Etagen des Gebäudes schafft der von Hitachi konstruierte Aufzug in ca. 42 Sekunden.

## Fakt 129:

### Punktlandung

In der Karibik befindet sich mit nur 87 km2 die kleinste bewohnte Insel der Welt, die Insel St. Martin. Und dann ist die Insel auch noch geteilt. Saint-Martin heißt der französische Teil im Norden und Sint Maarten der niederländische im Süden. Zwischen beiden Teilen gibt es eine Grenzmarkierung. Ein Touristenmagnet ist der Maho Beach. Von dort aus kann man den Landeanflug der Flugzeuge auf den angrenzenden Flughafen, den Princess Juliana Airport, beobachten. Die Landeschwelle der Landebahn ist nur ca. 160 m vom Strand entfernt. Daher fliegen die großen Jets im tiefen Endanflug in nur ca. 25 Metern Höhe ganz schön dicht über die Köpfe der Badegäste am Strand. Ein Gastronom informiert über die täglichen Starts und Landungen mit Uhrzeit und Angabe der Fluggesellschaft, die er am Strand neben der Landebahn auf einem Surfbrett notiert. Für manch einen „Planespotter", der sich zu dicht an den Absperrzaun mit seinen Warntafeln herangewagt hat, um die Flieger zu beobachten, wurde es schon gefährlich. Beim Start der Flugzeuge entsteht nämlich ein sehr kräftiger Wind. Unter den Schaulustigen ist es sehr beliebt, sich an dem Zaun festzuhalten, um dem Wind zu trotzen. Dabei wurden Personen schon von dem Zaun weggerissen und erlitten schwere, in einem Fall tödliche Verletzungen.

## Fakt 130:

### Schnellstes elektrisches Einrad-Motorrad

Das klingt so abenteuerlich, wie es aussieht. Im Mai 2021 wurde mit dem Monowheel-Motorrad eine Höchstgeschwindigkeit von 95.04303 km/h erreicht. Für den Fahrer durchaus eine Herausforderung, dieses Gefährt sicher zu steuern.

## Fakt 131:

### Boot aus dem 3 D-Drucker

Das größte, aus einem 3D-Drucker stammende Motorboot wurde auf den Namen „3Dirigo" getauft, hat ein Gewicht von 2,3 Tonnen, ist 7,72 m lang und tatsächlich seetüchtig. Für den Druck wurde der größte Polymer-3D-Drucker der University of Maine mit einer maximalen Druckgröße von 343,61 m3 und einem Anschaffungspreis von 2,5 Millionen US-Dollar verwendet. Der Druck begann in Orono, Maine (USA), am 10.10.2019 und dauerte insgesamt 72 Stunden. Der Name des Bootes leitet sich von dem Motto des Bundesstaates Maine, „Dirigo = ich führe", ab.

## Fakt 132:

### Da fliegt was

Die meisten Drohnen waren am 18.05.2021 am Himmel über der chinesischen Stadt Shenzhen, Guangdong, zu sehen. Ein Schwarm von

5.164 mit bunten LED-Lichtern ausgestatteten, unbemannten Luftfahrzeugen („UAVs") schwirrte zum Rekord. Das Shenzhen High Great Innovation Technology Development organisierte diese beeindruckende Lichtshow.

## Fakt 133:

### Libelle 007

Das erste fliegende Roboterinsekt war eine in den frühen 1970er Jahren konstruierte künstliche Libelle, die eine Reichweite von bis zu 200 m hatte. Dieser „Insectothopter" wurde für den amerikanischen Geheimdienst, das CIA am Vought Corp Advanced Technology Center in Dallas, Texas, USA, entworfen. Die Spionage-Libelle sollte durch Agenten genutzt werden, die sie an eine Zielperson heranfliegen lassen konnten. Leider war das Tierchen zu leicht. Die kleinste Brise ließ es abstürzen.

## Fakt 134:

### Steiler Rekord

Die steilste Straße der Welt ist die Baldwin Street im North East Valley, unweit von Dunedin, der zweitgrößten Stadt der Südinsel von Neuseeland. Die Straße ist nur 350 Meter kurz, die Steigung mit 34,8 % (19 Grad) hat es aber in sich. Damit führt sie die Liga der steilsten Straßen auch noch vor der nordamerikanischen Stadt San Francisco an, die mit gleich drei besonders steilen Straßen aufwartet. Ihren Titel musste die zweitsteilste Straße der Welt, die Ffordd Pen Llech in Harlech/Wales, mit einer maximalen Steigung von 37,45 % wieder abgeben. Die Messung aus dem Jahr 2019, die den Walisern vorrübergehend den Rekord eingebracht hatte, war angefochten worden. Sodann wurde festgelegt, dass die Messung in der Straßenmitte zu erfolgen hat. Den Titel erhielt die Baldwin Street nach dieser

Messmethode zurück. Die Straße ist übrigens betoniert, damit es im Sommer, wenn der Asphalt schmilzt, nicht zu einem Abrutschen desselben kommt. Im Juli findet alljährlich das Cadbury-Jaffa-Rennen statt, bei dem 30.000 der mit Schokolade gefüllten orange-roten Kugeln den Berg herunterkullern.

## Fakt 135:

### Schräger Rekord

Weltbekannt ist der schiefe Turm von Pisa. Allerdings ist er mit seiner Neigung von „nur" 3,97 Grad aufgrund einer Sanierung schon lange nicht mehr der schiefste Turm der Welt. Schiefster Turm der Welt darf sich seit dem 11.09.2022 der Kirchturm der kleinen rheinhessischen Gemeinde Gau-Weinheim im Landkreis Alzey-Worms in Rheinland-Pfalz, ca. 25 km südwestlich von Mainz gelegen, nennen. An diesem Tag, dem „Tag des offenen Denkmals", wurde die Rekordurkunde überreicht. Der Turm löst einen anderen deutschen Rekordhalter, den Kirchturm von Suurhusen im Kreis Aurich in Ostfriesland mit einer Neigung von 5,19 Grad, ab. Dieser hatte im Jahr 2007 wiederum den Turm im italienischen Pisa von Platz 1 verdrängt. Messungen im Sommer 2022 hatten ergeben, dass der neue Rekordhalter, ein viereckiger Dorf-Glockenturm, eine Neigung von 5,4277 Grad aufweist. Der „Schiefe Turm von Gau-Weinheim" ist schon seit alters das Wahrzeichen der Weinbaugemeinde. Seine Geschichte begann als Wehrturm der mittelalterlichen Ortsbefestigung. Später

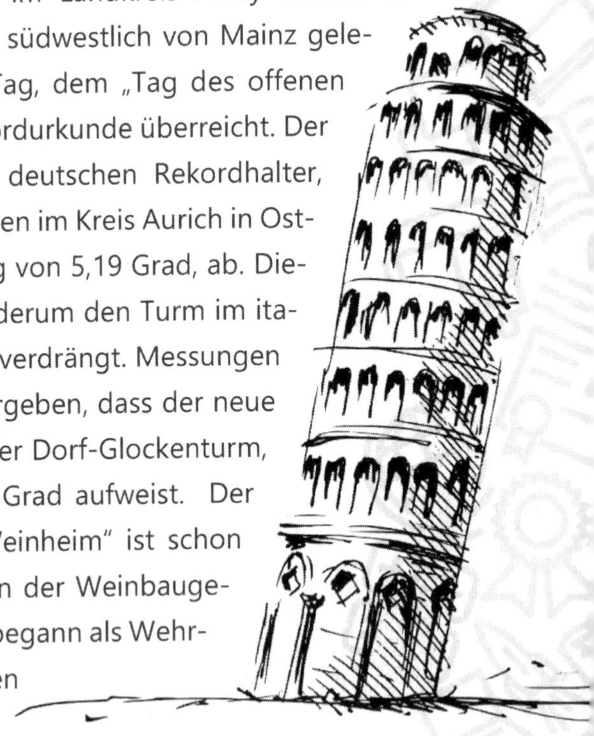

wurde der dreistöckige Turm aufgestockt und mit einer barocken

Turmhaube und Glocken ausgestattet, welche dreimal am Tag zu hören sind. Der Rekord wurde von dem RID (Rekord-Institut für Deutschland) bestätigt. Die Kosten von mehreren Tausend Euro für die Prüfung des Rekord-Antrags hat die Dorf-gemeinschaft durch Spenden aufgebracht. Bei einem Dorffest wurde fleißig gesammelt. Letztendlich konnte über eine Crowdfunding-Plattform der Rest aufgebracht werden. Ein Eintrag im Guinness-Buch der Rekorde sei mit 17.000 EUR zu teuer gewesen.

# Spielerisch

(136 – 156)

Spaß und Spiel kommen in der Welt der Weltrekorde natürlich auch nicht zu kurz.

## Fakt 136:

### Über Kopf

Es gibt viele Speedcuber, die an Wettbewerben teilnehmen, bei denen es um das schnellste Lösen des Rubik's Cube-Zauberwürfels geht. Daryl Tan Hong An aus Singapur gelang am 18.04.2021 in 17,12 Sekunden das schnellste einhändige Lösen eines Würfels über Kopf sowie mit 56,61 Sekunden das schnellste gleichzeitige Lösen zweier Zauberwürfel über Kopf.

## Fakt 137:

### Puzzle

D Das größte Puzzle mit den meisten Teilen und der größten Fläche, das im Handel erhältlich ist, ist das Puzzle „Travel Around Art" von Grafica aus Frankreich. Das Riesen-Puzzle besteht aus 54.000 Teilen. Wenn man es fertig gepuzzelt hat, nimmt es eine Fläche von 8,64 x 2,04 m ein. Das ist nichts für den Wohnzimmertisch und auch kein Hobby für den kleinen Geldbeutel. Etwa 537 EUR muss man für das

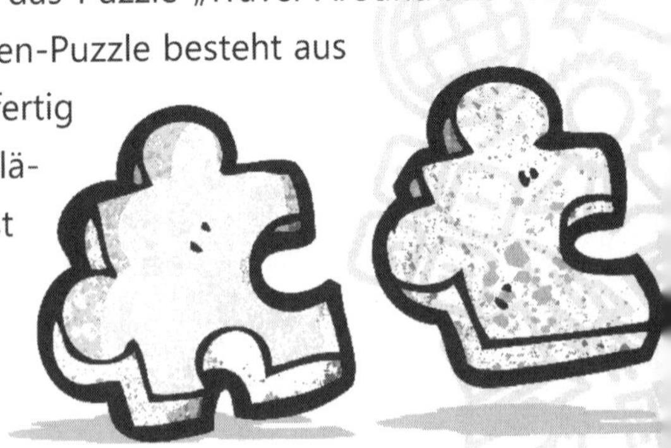

2020 erschienene Großpuzzle hinblättern. Dafür wird man mit der Ansicht einer Galerie mit mehr als 50 bekannten Gemälden belohnt. Das größte Einzelbild-Puzzle ist das 42.000-teilige Puzzle „Around the World" oder „World Landmarks" von Edua Borrás, Spanien. 2018 wurde es von einem 100-köpfigen Team in Mutilva, Spanien, in nur 22 Stunden, 29 Minuten und 20 Sekunden gepuzzelt.

## Fakt 138:

### Schlümpfe

Sagt mal, von wo kommt ihr denn her? Im Februar 2019 fand das bislang größte Schlumpf-Treffen der Welt statt. 2.762 als blau-weiße Schlümpfe verkleidete und geschminkte Menschen trafen sich im baden-württembergischen Kleinstädtchen Lauchringen. Pflicht war auch die klassische weiße oder rote Schlumpfmütze. Den Rekord stellte das Rekord-Institut für Deutschland (RID) fest. Im Jahr 2016 war in Lauchringen bereits ein Rekordversuch, den im Jahr 2009 in einer walisischen Kneipe aufgestellten Schlumpf-Rekord zu brechen, gescheitert.

## Fakt 139:

### Weihnachtsmänner

Am 9. Dezember 2007 kam es zu einem Aufmarsch von 13.000 verfrühten Weihnachtsmännern – oder verspäteten Nikoläusen – auf dem Guildhall Square in Derry City, Nordirland.

## Fakt 140:

### Hula Hoop

Die Chinesin Jin Linlin brachte 2011 sage und schreibe 305 Hula-Hoop-Reifen gleichzeitig ins Schwingen und brach damit ihren eigenen Rekord. Dabei ließ sie die Reifen nicht nur um die Hüfte, sondern über die ganze Länge ihres Körpers kreisen.

## Fakt 141:

### Fang das Kuscheltier

Den Rekord im Kuscheltier-Fangen mit verbundenen Augen hält das Duo Ashrita Furman und Bipin Larkin aus den USA. Im Jahr 2016 schafften sie 18 Plüschtiere in 30 Sekunden. 2017 schafften sie dann 25 Soft-Spielzeuge in 1 Minute. Bereits 2015 hatten sie den Rekord im Blaubeeren-mit-dem-Mund-Fangen mit 83 Beeren in 1 Minute aufgestellt. Auch halten sie einen Rekord im Zitronen-Fangen mit verbundenen Augen – aber nicht mit dem Mund.

## Fakt 142:

### Achterbahn

Kingda Ka ist die höchste Stahl-Achterbahn und steht in Six Flags Great Adventure bei Jackson, New Jersey (USA). Bei einer Gesamthöhe von 139 m beträgt die Abfahrt 127,4 m. Die Achterbahn wurde im Jahr 2005 eröffnet. Drei weitere der größten Achterbahnen der Welt befinden sich in dem Freizeitpark mit den meisten Achterbahnen der Welt; im Six Flags Magic Mountain in Valencia, Kalifornien, hat man die Wahl zwischen gleich 19 Achterbahnen.

## Fakt 143:

### Stein-Schere-Papier-Luft

Ein beliebtes Spiel in luftiger Höhe. Fast jeder kennt das Knobel-Spiel, das man mit einem Partner mit Hilfe seiner Hände spielt: Die Schere schneidet das Papier, das Papier umwickelt den Stein und der Stein schleift die Schere. Im freien Fall spielten 16 Paare, also insgesamt 32

Personen, am 18.06.2021 „Stein-Schere-Papier". Die Fallschirmspringer bildeten erst eine Formation, lösten dann die Hände voneinander und wandten sich je einem Spielpartner zu. Wer beim Knobeln gewonnen hat, ist nicht bekannt. Allerdings holten sich alle 32 russischen Teilnehmer mit ihrem Sprung über der Aerograd Kolomna Drop Zone in Kolomna, Russland, den Weltrekord – und das ist schließlich mehr wert. Die Fallschirmspringer gehören dem SkyDrive-Team an. Sie hatten die Idee, während ihres Formationssprung-Trainings etwas „Lustiges" zu machen.

## Fakt 144:

### Videospiel-Marathon

Im Jahr 2018 wurde in den USA der längste Videospiel-Marathon mit Mario Kart aufgestellt. Über 40 Stunden waren Ben Fick, Anthony Lehnertz und Hunter Nierman am Start.

## Fakt 145:

### Da geht der Zug ab

Nämlich auf der längsten Lego-Bahnstrecke der Welt. Im Jahr 2013 bauten rund 80 Personen in Dänemark aus fast 100.000 Legosteinen und Eisenbahn-Zubehör von Lego die längste Lego-Bahnstrecke, auf der der Spielzeugzug sage und schreibe 4 Stunden unterwegs war, bis er ans Ende der Strecke kam.

## Fakt 146:

### Malen nach Zahlen

Die umgrenzten Felder auf der Leinwand tragen alle eine Zahl. Der Zahl ist eine bestimmte Farbe zugeordnet, mit der das entsprechende Feld ausgemalt werden muss, bis sich am Ende das fertige Bild ergibt.

Malen nach Zahlen ist so beliebt, dass sich am 17.10.2019 in Dubai 2.462 Menschen zusammengefunden haben, um fein säuberlich zahllose Zahlen-Felder auszumalen. Das waren die meisten Teilnehmer an einem solchen Mal-Event.

## Fakt 147:

### Hier spielt die Musik

Not macht erfinderisch. In der Corona-Zeit gab es sie überall – virtuelle Chore und Musikgruppen, die online zum Spielen zusammenkamen. Im Jahr 2021 formierte sich das größte virtuelle Orchester, das aus 1.360 Musikerinnen und Musikern aus 43 verschiedenen Nationen bestand. Der Musiklehrer Jens Illemann aus Schleswig-Holstein stellte dieses Orchester im Auftrag der Europäischen Kommission anlässlich des Europatags auf, um die Europahymne, die „Ode an die Freude", erklingen zu lassen. Das aus der 9. Sinfonie von Beethoven stammende Stück wurde in einem klassischen/jazzigen Misch-Stil arrangiert. So ein großes Orchester ist schon beeindruckend. Im Vergleich: Die Wiener Philharmoniker zählt 148 und ihr „Berliner Kollege" 128 Musiker. Einen kleinen Fehler hat man allerdings entdeckt: Eine Posaune spielt an einer Stelle ein Fis anstelle eines F.

## Fakt 148:

### Das größte Live-Orchester

Dies hatte noch eine ganz andere Dimension. Es spielte am 13.11.2021 in Caracas, Venezuela. Insgesamt 8.573 Musiker, darunter Schulkinder und Berufsmusiker des Simón Bolivar Orchestra im Alter zwischen 12 und 77 Jahren, spielten zusammen den Slawischen Marsch von Peter Tschaikowski. Die Musiker waren Teil des Musikbildungsprogramms El Sistema.

## Fakt 149:

### Sammelsurium der Riesen-Instrumente

Die größten Musikinstrumente, die voll spielbar sind, viele aufgrund ihrer Größe aber nur von mehr als einer Person, haben noch nicht als Orchester zusammengefunden. Zu den Instrumenten-Riesen gehören eine Geige, eine Ukulele, ein Saxofon, ein Akkordeon, ein Schlagzeug und ein Flügel. Die größte Geige kommt aus dem Vogtland in Deutschland, ist 4,27 m groß, hat einen 5,2 m langen Bogen und ist 7-mal so groß wie eine Standardgeige. Drei Musiker sind erforderlich, um sie zu spielen, wobei zwei den Bogen bedienen müssen. Das größte Saxofon wurde in Brasilien entwickelt. Es ist 2,7 m hoch und sein Schallbecher hat einen Durchmesser von 39,1 cm. Sein tiefster Ton von 25,95 Hz ist gerade noch für das menschliche Ohr hörbar. Der Riesen-Flügel kommt aus Polen und ist 1,8 Tonnen schwer. Er ist 2,49 m breit, 1,92 m hoch und verfügt über 156 Tasten, also über 68 Tasten mehr als ein normaler Flügel, die sich über 12 Oktaven erstrecken, was auch erforderlich wäre, um in dem Orchester der Mega-Instrumente mithalten zu können.

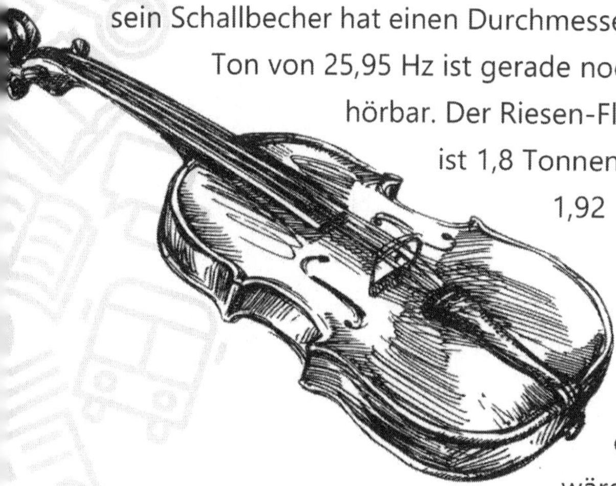

## Fakt 150:

### Domino-Menschen mit Matratze

Der Rekord des längsten Dominospiels mit Menschen und Matratzen wurde am 06.08.2019 im Riocentro in Rio de Janeiro, Brasilien, aufgestellt. Aufgestellt für das riesige Domino-Spiel hatten sich 2.019

Menschen. An jeder Person war eine Matratze befestigt, damit es nicht wehtut, wenn sie als menschlicher Dominostein umfällt bzw. auf den hinter ihr stehenden Domino fällt. So funktioniert das Domino-Prinzip: Ein Stein kippt um und löst eine Kettenreaktion aus, indem er gegen den nächsten Stein fällt, der dann seinerseits umfällt, den folgenden Stein anstößt, usw. Das große Umkippen dauerte 11 Minuten und 13 Sekunden. Der alte Rekord wurde um drei menschliche Dominos übertroffen. Die Stoßdämpfer-Matratzen wurden im Anschluss an das Event gespendet.

## Fakt 151:

### Gute Reise

Im „Miniatur-Wunderland" in Hamburg, Deutschland, ist sie zu bestaunen, die größte Modelleisen-bahnanlage der Welt mit einer Gleislänge von 15,7 km. Der Rekord wurde am 14.08.2019 bestätigt. Bei einem Maßstab von 1:87 würde dies in der Realität einer Streckenlänge von 1.367,2 km entsprechen. Die Zwillinge Frederik und Gerrit Braun haben die Anlage im Jahr 2000 geschaffen. Mit ihrem Team arbeiten sie fortlaufend an der Erweiterung. Die Anlage ist besonders beliebt bei den Besuchern wegen kleiner, witziger Details. Auch der Flughafen der Anlage hält den Rekord als größter Modell-flughafen weltweit.

## Fakt 152:

### Wie bei Star Wars

Kalamazoo Wings organisierte den größten Lichtschwert-Kampf aller Zeiten. Am 02.11.2019 fochten in Kalamazoo, Michigan (USA), insgesamt 3.889 Kämpfer mit Lichtschwertern wie bei Star Wars miteinander.

## Fakt 153:

### Der erste Jedi-Ritter

Der Russe Alex Burkan hat fast 10 Jahre an einer funktionstüchtigen Version des Lichtschwerts, wie es die Jedi-Ritter aus Star-Wars benutzen, gebastelt. Es wurde nun als das erste ausfahrbare Licht-schwert offiziell anerkannt. Allerdings funktioniert es nicht mit einem Laser wie das Original, sondern es nutzt einen sogenannten Elektrolyseur. Der produziert Wasserstoff und Sauerstoff und komprimiert die Gase auf den gewünschten Druck, wodurch eine Plasmaklinge von ca. 1 Meter Länge und einer Temperatur von bis zu 2.800 Grad Celsius entsteht.

## Fakt 154:

### Riesen-Riesenrad

Eine Fahrt mit dem größten Riesenrad der Welt gefällig? Das „Ain Dubai" ist ein High-Tech-Riesenrad mit einer Höhe von 250 Metern. Es wurde im Oktober 2021 eröffnet und steht auf der künstlichen Insel Bluewaters Island. Die Reise mit dem Riesenrad dauert 38 Minuten und bietet eine atemberaubende Aussicht auf die Skyline von Dubai in den Vereinigten Arabischen Emiraten. In 48 Kabinen können 1.750 Personen Platz finden. Die Konstruktion eines Riesenrades, das die Höhe eines 60-stöckigen Hauses besitzt, dauerte 6 Jahre lang. Das Ain Dubai überragt den bisherigen Rekordhalter, den Las Vegas High Roller, um 82,5 Meter.

## Fakt 155:

### Sauna im Himmel

Zwar ist das Finnair SkyWheel in der finnischen Hauptstadt Helsinki „nur" 40 Meter hoch. Es ist aber das erste Riesenrad, das – typisch finnisch – über eine Sauna-Kabine verfügt. In Finnland gibt es angeblich mehr Saunas als Autos. Die „SkyWheel Sauna" bietet Platz für 4 Personen und kann für stolze 120 EUR in der Stunde gemietet werden. Ein Whirlpool ist auch vorhanden. Das von der Fluggesellschaft „Finnair" gesponserte Riesenrad wurde 2014 eröffnet.

## Fakt 156:

### Tief tauchen

Einen weiteren Rekord hat Dubai mit dem tiefsten Swimming-Pool der Welt aufzuweisen. 2021 wurde der Pearl Diving Pool eröffnet. Das Hauptbecken ist ganze 60 Meter tief und fasst 14.000.000 Liter Wasser. Außerdem gibt es in der SCUBA-Diving-Halle für Training und Freizeit eine versunkene Stadt mit einer luxuriösen Ausstattung, wie einem großen Auto in der Garage und einer Bibliothek, die auch als Unterwasser-Filmstudio genutzt werden kann. Man kann sich aber auch zu einer Runde Unterwasser-Kicker treffen.

# Gegenständlich

(157 – 176)

Verschiedenste Dinge werden zu Utensilien für die schrägsten Rekorde. Selbst ein kleiner Post-it-Zettel kann zu einem großen Rekord verhelfen.

## Fakt 157:

Kaugummipapier-Kette

Die längste Papierkette aus Kaugummipapierchen hat der US-Amerikaner Gary Duschl mit viel Geduld geknüpft, bis sie eine Länge von 32,55 Kilometern erreicht hat. Dieser Rekord wurde am 10.01.2020 in Virginia Beach, Virginia (USA), bestätigt. Bei einer Geschwindigkeit von 5 km/h würde man 6,5 Stunden benötigen, um an der ausgelegten Kette entlangzulaufen. Geschlagene 42.000 Stunden verbrachte Gary mit der Handarbeit, wobei er 2.583.335 einzelne Kaugummipapiere verarbeitete. So viele Kaugummis wollen erst einmal gekaut werden. Alle Papierchen stammen von Kaugummis der Marke Wrigley's. Gary sammelt alles, was mit dieser Marke zu tun hat. Unter anderem ist er in Besitz eines Kaugummi-Päckchens aus dem Jahr 1895.

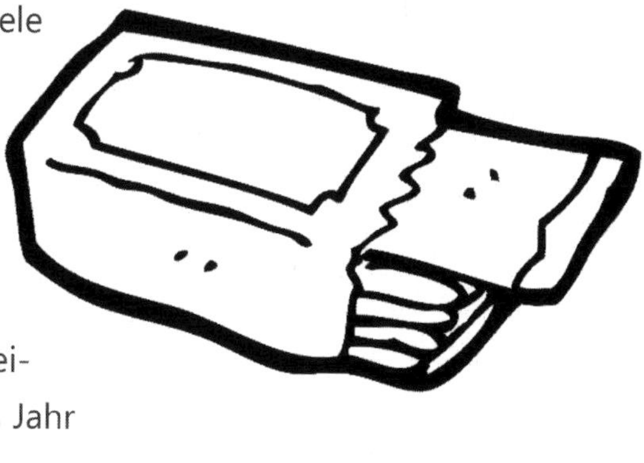

## Fakt 158:

### Klopapier

Einen Turm aus 10 aufeinandergestapelten Klopapierrollen hat Mehrfachrekordhalter Silvio Sabba aus Mailand, Italien, gebaut. Über 200 Rekorde hält der Italiener. Der an sich unspektakuläre Turmbau gelang ihm allerdings mit einer Hand in nur 5,45 Sekunden.

## Fakt 159:

### Post-it

Noch einmal Papier und noch einmal Sabba. Im April 2018 klebte sich der Italiener Silvio Sabba innerhalb einer halben Minute 38 gelbe Haft-Notizen ins Gesicht. Dabei war es wichtig, dass jeder Zettel mit dem Klebestreifen direkt auf der Haut und nicht auf einem anderen Zettel befestigt wird. Nach Ablauf der Zeit mussten die Zettelchen noch 10 Sekunden haften bleiben. Sabba liebt Weltrekorde jeder Art. Er trägt sogar ein „GWR" (Guinness World Record)-Tattoo auf seinem Arm. Bereits im Jahr 2013 hatte er wahrscheinlich nur noch „gelb" gesehen. Da hatte er bei einem Rekord sogar 55 der Klebezettel ins Gesicht geklebt – allerdings in einer längeren Zeit von 1 Minute. Und was zu Schreiben dabei hat Silvio auch immer: Er schaffte es, 23 Bleistifte hochkant aufzustellen.

## Fakt 160:

### Riesen-Aufkleber

Es klebt auch größer. Im September 2008 klebte ein Riesen-Sticker am ESL Tower Building in Makati City, dem wichtigsten Finanz- und Wirtschaftszentrum der Philippinen. Der Mega-Sticker mit Werbung für

Levi's Jeans hatte Ausmaße von 61 x 71,26 m und nahm eine Gesamtfläche von 4.366,46 m2 ein!

## Fakt 161:

### Klamotten übereinander

(T-Shirts, Socken, Unterhosen): Rekorde gehen auch mit Klamotten. Der Kanadier Ted Hastings hatte zusammen mit seinem Sohn Fotos von einem T-Shirt-übereinander-Rekord im Guinness-Buch gesehen und gedacht: „Das kann ich auch." Um auszusehen wie das Michelin-Männchen, musste er Shirts bis zur Größe 20 XL für die äußerste Schicht auftreiben. Letztendlich schaffte er den Rekord mit 260 übereinander gezogenen T-Shirts, auch wenn er bei T-Shirt 150 bereits an seinem Verstand zweifelte. Der Slowake Pavol Durdik ging bei seinem neuen Rekord im Socken-übereinander-Anziehen am 10.10.2017 in Púchov, Slowakei, auf Zeit. In 30 Sekunden zog er 28 Socken an seinem rechten Fuß an. Dabei musste jede Socke den Knöchel bedecken. Auch Rekorde-Sammler Silvio Sabbo aus Mailand/Italien kann sich schnell anziehen. Zuletzt hat er in 30 Sekunden 14 Unterhosen übereinander angezogen und damit seinen eigenen Rekord gebrochen. Er springt dabei geradezu in seine Unterhosen.

## Fakt 162:

### Schuhtick

Die größte Schuhsammlung besaß im März 2012 die Amerikanerin Darlene Flynn. Ihre Sammlung umfasste 15.665 Schuhe und zu Schuhen gehörende Gegenstände.

## Fakt 163:

### (Un)passendes Schuhwerk

Wer seine High Heels und Flip-Flops so sehr liebt, dass er sie am liebsten gar nicht ausziehen möchte, kann sie natürlich auch beim Laufen anbehalten – und Rekordzeiten damit laufen. Majken Sichlau aus Dänemark lief im Dezember 2019 100 Meter auf High Heels in 13,55 Sekunden. Auf Flip-Flops schaffte Rakshith Shetty aus Indien einen Halbmarathon in 1 Stunde, 30 Minuten und 23 Sekunden. Oder man lässt sich extra Lauf-High-Heels anfertigen. Den schnellsten Halbmarathon lief am 08.09.2019 die Britin Holly Ferguson in 3 Stunden, 35 Minuten und 52 Sekunden in „getunten" Lauf-schuhen mit einem 10 cm hohen Absatz. Zum Training hatte sie noch normale Laufschuhe getragen. Beim Great North Run in Newcastle, Großbritannien, waren sie und ihre Feuerwehrkollegen außerdem als Superhelden oder Schurken verkleidet.

## Fakt 164:

### Schuhe putzen

Der Inder Vickrant Mahajan putzte im Jahr 2018 in 8 Stunden 251 Paar Schuhe. Im Schnitt waren das knapp 2 Paar in der Minute. Da glänzte und blinkte es nur so.

## Fakt 165:

### Geschirrspülen

Das mag niemand – Geschirr abspülen. Oder man mag es so sehr, dass man gleich einen Rekord im Abwaschen aufstellt. Am 10.01.2011 wusch die Britin Louise Dooey am GWR Hauptsitz in London 2.250 Teile in 8 Stunden ab. Das Schmutzgeschirr, bestehend aus Tellern, Schüsseln, Schälchen, Töpfen, Tassen und Besteck, musste sie selbst besorgen. Jedes einzelne Teil musste dabei über gleich viele Verschmutzungen mit Speiseresten verfügen.

## Fakt 166:

### Großes Unterwasser-Reinemachen

Diese Reinigungsaktion mit den meisten Teilnehmern diente einem guten Zweck. Dixie Divers aus den USA organisierte am 15.06.2019 ein Großreinemachen am Deerfield Beach Pier in Florida (USA), an dem 633 Sporttaucher teilnahmen. Über 544 kg Müll holten die Taucher in 24 Stunden aus dem Wasser. Überwiegend handelte es sich um Angelschnüre und Bleigewichte.

## Fakt 167:

### Größtes Handtuch

Nach zweiwöchiger Vorbereitung war es am 06.06.2010 so weit. Am Strand von Las Canteras auf Gran Canaria wurde das größte Badetuch der Welt präsentiert. Das grüne Tuch hatte eine Größe von 2.240 m2 und das Gewicht von 1 Tonne. Nach der Ausmessung durften 1.000 Schaulustige, die sich vorher angemeldet hatten, das Badetuch betreten. Letztendlich kam das Riesentuch noch einem guten Zweck zugute. Soziale Einrichtungen haben es in viele kleine Handtücher zerteilt und diese verkauft.

## Fakt 168:

### Kreditkarten

Die größte Sammlung von gültigen Kreditkarten besaß im Jahr 2019 Zheng Xiangchen aus China. Insgesamt verfügte er über 1.562 Kreditkarten mit einem jeweiligen Ausgabelimit von 500 USD (460 EUR). Das Gesamtkreditlimit betrug 718.520 EUR.

## Fakt 169:

### Bargeld

Im Oktober 2019 hatte der Libanese Wissam Ali Youssef 12.282 verschiedene Geldscheine aus aller Herren Länder mit einem Gesamt-Nennwert von ca. 270.855 EUR angespart. Eine vielfältige Mischung – doppelte Scheine gab es dabei nicht.

## Fakt 170:

### Pikachu-Fan

Sammeln kann man auch alle möglichen Fan-Artikel. Belle Starenchak aus Dunnellon in Florida, USA, hatte 10 Jahre lang bis 2008 alles gesammelt, was mit den Pokémons zu tun hat. Zu ihrer Sammlung gehört auch ein offizieller Volkswagen-Käfer in der Pikachu-Version, dem sie den Namen „PikaBug" gegeben hat: ein auffälliges, quietschgelbes Gefährt mit Gesicht und roten Bäckchen – so wie Pikachu eben. Die meisten Pikachu-Fanartikel hatte im August 2019 die Britin Lisa Courtney, Welwyn Garden City, Herfordshire (Großbritannien), gesammelt: Es waren 1.293 Stück. Im August 2016 hatte sie außerdem die größte Pokémon-Sammlung mit 17.127 Stücken inne.

## Fakt 171:

### Bitte nicht stören

Noch eine verrückte Sammlung. Der Schweizer Jean-Francois Vernetti aus Bern hat aus Hotels aus 189 Ländern insgesamt 11.111 „Bitte nicht stören"-Schilder gesammelt. Seine ansehnliche Sammlung machte den Anfang im Jahr 1985, als er in einem Hotel im britischen Sheffield ein entsprechendes Schild mit einem Rechtschreibefehler entdeckte. Auf Reisen bucht er häufig nur eine Nacht, um an ein neues Schild zu kommen.

## Fakt 172:

### Schnellstes Sofa

Glenn Suter aus Australien fuhr am 26.09.2011 ein motorisiertes Sofa mit einer Geschwindigkeit von 163,117 km/h auf dem Camden Airport in New South Wales. Vorne an der Couch war ein Kaffeetisch montiert, um den Luftstrom zu brechen und die Geschwindigkeit zu erhöhen.

## Fakt 173:

### Schnellste Toilette

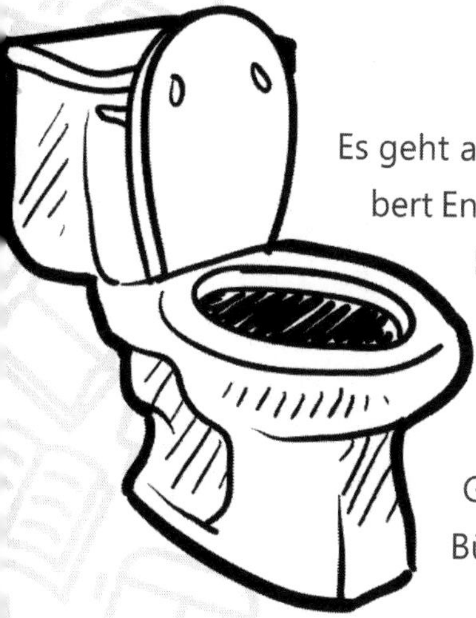

Es geht auch noch außergewöhnlicher. Die Briten Robert English, Thomas Ellis, Joe Summers und William Beaty haben eine Toilette mit Spülkasten an einem Go-Kart-Rahmen befestigt. Angetrieben wurde das Gefährt durch einen 250-ccm-Yamaha-Motor und erreichte eine Geschwindigkeit von 113,531 km/h. Eine WC-Bürste diente als Schaltknüppel.

## Fakt 174:

### Teures Klo

Mit den meisten Diamanten, nämlich 40.815 Stück, wurde 2019 ein Toilettensitz von Aaron Shum Jewelery Ltd. in Hongkong in Zusammenarbeit mit der Schweizer Marke Coronet dekoriert. Die wertvollen Steinchen wurden in kugelsicheres Glas eingearbeitet. Sicher ist sicher. Die kostbare WC-Brille gehört zu einem nicht minder wertvollen WC. Der Wert der vergoldeten, 334,68-Karat-Toilette wird auf 1.184.960 EUR geschätzt. Zum Benutzen zu schade.

## Fakt 175:

### Schwebende Stühle

Bei der TV-Show „Britain's Got Talent" schaffte es James „Jay" Rawlings am 23.01.2019 im London Paladium, 10 Minuten lang 11 Metallstühle auf seinem Kinn zu balancieren.

## Fakt 176:

### Größter Feuerwerkskörper

Der größte Feuerwerkskörper mit einem Gewicht von über 1,26 Tonnen bestand aus 380 einzelnen Kometenfeuerwerken. Er explodierte am 08.02.2020 zum Ende des Steamboat Springs Winter Carnival in Colorado, USA, mit einem lauten Knall und färbte den Himmel über dem Wintersportort leuchtend rot. Hergestellt worden war der Feuerwerkskörper von den amerikanischen Pyrotechnikern James Cowdon Widmann, Eric Krug, Ed MacArthur und Tim Borden. Das Team hatte geschlagene sieben Jahre an dem Mega-Feuerwerkskörper gebastelt. Das hat sich gelohnt!

# Kurios

(177 – 200)

Und am Ende noch ein paar besondere Kuriositäten.

## Fakt 177:

Bauchnabel

Der Bibliothekar Graham Barker verfügt über eine ganz besondere, ziemlich gruselige Sammlung. 26 Jahre lang sammelte der Australier Flusen von Textilien, die sich in seinem Bauchnabel angesammelt hatten. Jeden Abend vor dem Duschen „erntete" er die Fussel-Ausbeute des Tages, bis er 2010 eine Fusselsammlung mit einem Gewicht von 21,2 Gramm zusammen hatte. Der damals 45-jährige wurde mit einem Eintrag im Guinness-Buch der Rekorde belohnt für die größte Bauchnabelfusselsammlung auf der ganzen Welt. Wen wundert's? Wahrscheinlich ist es auch die einzige Sammlung dieser Art. Die Idee zu dieser kuriosen Sammlung entstand übrigens aus Langeweile. Barker entdeckte eines Abends in seinem Bauchnabel Flusen von seiner Kleidung und begann, zu sammeln. Wie viele Fussel sich über den Tag im Nabel ansammeln, hängt von der Art der getragenen Kleidung ab. Thermo-Unterwäsche soll insofern am „produktivsten" sein, so Barker.

## Fakt 178:

### Bart mit was drin

Dass Bärte zurzeit total in Mode sind, ist schwer zu übersehen. Man(n) kann seinen Bart aber auch zu dekorativen Rekordversuchen nutzen. Joel Strasser aus den USA hatte dazu einige Ideen. Am 07.12.2019 hängte er sich in Olympia, Washington/USA, passend zum bevorstehenden Weihnachtsfest, die meisten, nämlich 302, Weihnachtskugeln in seinen Vollbart. Wie ein großer bunter Kragen reichten die kleinen Glitzerkugeln bis unter seine Nase. Der Amerikaner hält aber noch weitere Bart-Rekorde, wie den der meisten Essstäbchen im Bart (520 Stück) oder die meisten Plastik-Trinkhalme im Bart (312). Mit der Abschaffung der Plastik-Strohhalme wurde von Guinness-Weltrekord auch die letzte Kategorie abgeschafft.

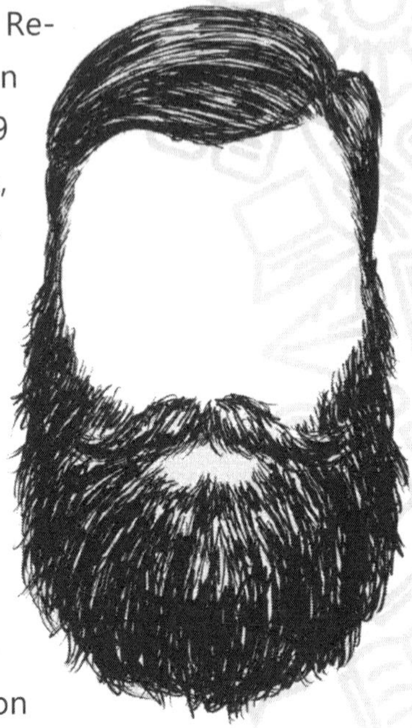

## Fakt 179:

### Menschliche Kanonenkugel

David Smith Jr. aus den USA wurde in seiner über 20-jährigen Karriere mehr als 8.000-mal aus einer Kanone geschossen. Am 26.11.2019 war es wieder einmal so weit. Er hat seinen eigenen Rekord in der größten Höhe, die eine menschliche Kanonenkugel erreicht hat, gebrochen. In Riad, Saudi-Arabien, wurde Smith in 27,12 Metern Höhe über ein Riesenrad hinweg in die Luft geschossen. Seine Landung erfolgte sicher und weich auf einem bereitgestellten Luftkissen. Im Jahr zuvor, am 13.03.2018, hatte Smith seinen Rekord in der weitesten Strecke als menschliche Kanonenkugel aufgestellt. Für Xbox und Sea of Thieves in Tampa, Florida (USA), flog er nach dem Abschuss 59,43 Meter weit! Noch hat sich die Kanone nicht als Verkehrsmittel durchgesetzt.

## Fakt 180:

### Hoch fliege der Toast

Auch ein Toastbrot will mal hoch hinaus. Der damals 14-jährige Matthew Lucci von der Venus High School in Venus, Texas (USA), tunte einen Toaster mit einem Motor, der 12.000 Umdrehungen hatte. Am 19.11.2012 sprang eine Scheibe Toastbrot aus dem getunten Gerät ganze 4,57 Meter hoch.

## Fakt 181:

### Fontäne

Was Kanone und Toaster können, kann Cola schon lange. Am 15.11.2014 wurden auf dem Festival Internacional del Globo in León, Guanajuato in Mexiko, die meisten Mentos-Cola-Fontänen aller Zeiten simultan ausgelöst. Gleich 4.334-mal spritzte der braune Softdrink meterweit in die Höhe. Wie das geht? Ein Mentos, Pfefferminz-Dragée, wird in eine Flasche Cola gegeben und schon schießt das kohlensäurehaltige Getränk wie ein sprudelnder Geysir aus der Flasche empor.

## Fakt 182:

### Raketenstart

Auch Brausetablettendosen fliegen hoch. Am 12.12.2018 startete – passenderweise – im Kennedy Space Center in Florida (USA) eine Brausetabletten-Rakete gen Himmel. Die Rakete mit

„Brausetabletten-Antrieb" erreichte eine Höhe von sage und schreibe 269,13 Metern.

## Fakt 183:

### Die Reise der Erdnuss

Im Juli 2022 bestieg der 53-jährige Bob Salem den Berg „Pikes Peak" in Colorado/USA, wobei er mit seiner Nase eine Erdnuss den Berg hochschob. Der Pikes Peak ist mit seinen 4.302 m der höchste Berg in Nordamerika. Nach 7 Tagen hatte Salem den Gipfel erreicht. Er war der vierte Mensch und im 21. Jahrhundert der erste, der diese seltsame Art einer Bergtour mit einer Erdnuss unternommen hat – und das in Rekordzeit! Er war einen Tag schneller als der letzte Rekordhalter. Geholfen hat ihm eine Masken-Vorrichtung, mit der seine Nase verlängert wurde, so dass er die Erdnuss leichter erreichen konnte.

## Fakt 184:

### Klapperschlangen

Der Texaner Jackie Bibby umgibt sich gerne mit giftigen Klapperschlangen. So sind auch einige skurrile Rekorde des „texanischen Schlangenmanns" entstanden. Er saß zusammen mit 195 Schlangen in einer durchsichtigen Badewanne. Bibby war bei dem Schlangenbad bekleidet und trug sogar einen Hut. Die Schlangen wanden sich um seine Arme und Beine. Alle Schlangen waren nach den Angaben Bibbys noch in Besitz ihres Giftzahns. Da hieß es für Bibby: Ruhe bewahren. Bibby ist es außerdem gelungen, gleichzeitig 13 Klapperschlangen mit seinem Mund am Schwanzende festzuhalten. Bitte nicht nachahmen! Bibby ist aufgrund jahrelanger Erfahrung vertraut im Umgang mit den Giftschlangen. Trotzdem wurde sein Eintrag aus dem Guinness Buch der Rekorde inzwischen entfernt. Man möchte

Rekorde, die lebensgefährlich erscheinen, nicht bekannt machen. Da müsste vielleicht noch der eine oder andere Rekord dran glauben.

## Fakt 185:

### Heiraten im größten Schuh

Die High-Heel Wedding Church („Stöckelschuh-Kirche") steht in Chiayi, Taiwan, und sieht aus wie ein riesiger gläserner Schuh mit hohem Absatz. Der Schuh ist 25,16 Meter lang, 17,76 Meter hoch, 11,91 Meter breit und besitzt 320 blaugetönte Glaspaneelen, die ihm sein durchsichtiges Aussehen verleihen. Gottesdienste finden in dieser Kirche nicht statt, sondern ausschließlich Hochzeiten. 100 Personen fasst die Kirche. Die Schuhgröße der Kirche beträgt übrigens „880".

## Fakt 186:

### Heiraten im Auto

Falls man es sehr eilig hat, kann man die schnellste Hochzeitskapelle mit dem Namen „Best Man" (= Trauzeuge) aufsuchen. Diese steht nicht etwa in Las Vegas, sondern in Shelbyville, im Bundesstaat Illinois in den USA. Die Kapelle kann aber auch fahren, und das mit einer Geschwindigkeit von bis zu 99 km/h. Der Pfarrer, Reverend Darrell Best, hat ein ehemaliges Feuerwehrauto umgebaut, es mit Buntglasfenstern, Bänken, einer Kanzel und sogar einer Orgel ausgestattet. Eine fahrende kleine Kirche also. Die Hochzeitspaare können sich „fahrend" oder „parkend" das Ja-Wort geben. Ein weiterer Service inbegriffen: Nach der Trauung bringt die rollende Kirche die Paare sogar zu ihrer Feier.

## Fakt 187:

### Feuerrad

Der Pyro-Stuntman Josef „Joe" Tödtling aus Österreich stellte am 29.01.2022 einen neuen Rekord im schnellsten 200-Meter-Radfahren mit brennendem Körper auf. Richtig gelesen. Der Österreicher fuhr in seinem feuerfesten Anzug auf dem Fahrrad in 49,55 Sekunden über die Rennstrecke von Monza in Italien, während er in Flammen stand. Er hält auch einen Rekord aus dem Jahr 2013 im längsten Ganzkörperbrennen über 5 Minuten und 41 Sekunden.

## Fakt 188:

### Teure Nummer

Die Wunsch-Telefonnummer, die keiner (insbesondere nicht man selber) mehr vergessen soll, kann schon einmal teuer werden. In den USA wurden für die äußerst einprägsame Nummer 666 6666 schlappe 2,75 Millionen US-Dollar bezahlt.

## Fakt 189:

### Angemalte Stadt

In den Jahren 2014 und 2015 wurde die mexikanische Stadt Pachuca in den Farben Rot, Gelb, Blau, Grün und Pink gestrichen. Die Künstlergruppe „German Crew" bemalte mit Hilfe der Anwohner und 20.000 Litern Farbe 14 Monate lang 209 Häuserwände des Problem-Viertels „Palmitas" mit einem großen, zusammenhängenden Kunstwerk, das eine Gesamtfläche von 20.000 m2 aufweist. Hinter dem Großgemälde steht das Projekt der Regierung „Pachuca bemalt sich selbst". Damit sollte das Gemeinschaftsgefühl verbessert und das Viertel saniert werden, was auch gelungen ist. Das einst negative Image des Stadtteils wurde mit der Farbe aufpoliert. Jugendliche hatten einst auf den steilen Treppen zwischen den Häusern rumgelungert und man hatte sich bei Dunkelheit nicht mehr aus dem Haus getraut. Selbst der Leiter des Projekts, Enrique Gomez, soll früher ein Gangster-Leben geführt haben, bevor er sich dem Graffiti zuwandte. So viel bunte Farbe verändert eben das Leben. Gleichzeitig kam es zu dem Rekord der meisten, mit einem Wandbild bedeckten Wände auf der Welt. Der Gesamteindruck des zusammenhängenden, graphischen Gemäldes, an dem man beim näheren Hinsehen aber auch Verzierungen wie zarte Blumen entdecken kann, entsteht dadurch, dass die Häuser terrassenförmig an einem Hang angeordnet sind.

## Fakt 190:

### Schmales Haus

Historische Häuser in der niederländischen Hauptstadt Amsterdam sollen mit einer Breite von 1 bis 2 Metern zu den schmalsten der Welt gehören. Das schmalste Haus befindet sich allerdings in Polens Hauptstadt Warschau. Das „Keret-Haus" misst an der schmalsten Stelle lediglich 92 cm. An der breitesten Stelle misst es immerhin 152 cm, was aber auch nicht gerade sehr geräumig ist. Trotz der Enge beherbergt das Haus, durch Leitern miteinander verbunden, ein Schlafzimmer, eine Küche, ein Bade-zimmer und einen Wohnbereich. Da es den örtlichen Bauvorschriften nicht entspricht, wird es als Kunstinstallation klassifiziert. Das Haus wurde 2012 in einer Lücke zwischen seinen Nachbarhäusern errichtet und verfügt über eine Gesamtfläche von 14,09 m2.

## Fakt 191:

### Jetzt wird's bunt

Subhash Mogili aus Indien konnte sich am 12.06.2019 in Hyderabad, Indien, an die längste Farbfolge von 170 Farben erinnern. Zuvor hatte sich der Inder auf einem Bildschirm eine nach dem Zufallsprinzip generierte Reihe von wiederkehrenden vier verschiedenen Farben angesehen. Bei den World-Memory-Meisterschaften müssen sich die Teilnehmer innerhalb einer bestimmten Zeit Informationen zu verschiedenen Kategorien merken.

## Fakt 192:

### So hoch wie die Feuerwehr

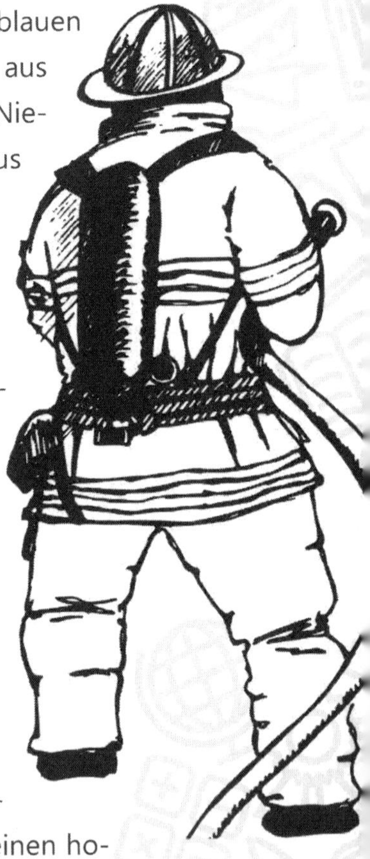

Die Feuerwehrmänner des „Clubs der blauen Helme", einer Gruppe von Feuerwehrleuten aus dem Münsterland in Deutschland und den Niederlanden, Jörg Friedrich, Carsten Meyer, Klaus Krabbe und Ingo Kolhoff, haben einen Rekord der „meisten gestiegenen Stufen in Feuerwehrmontur" aufgestellt. Ganz schön schwer, wenn es mit Schutzanzug, Helm, Gurt, Beil, Handschuhen, schwerem Schuhwerk und Sauerstoffflasche „bergauf" geht. Die vier Männer haben für ihren Rekord zwei Stairmaster benutzt, Geräte, die man aus dem Fitnessstudio kennt, mit denen man Schritte „bergauf" simuliert. Am 11.12.2021 haben die Feuerwehrmänner in einem Fitnessstudio in Münster abwechselnd, immer 2 Personen gleichzeitig, insgesamt 7.620 Stufen auf den beiden Geräten geschafft. Damit hätte jeder von ihnen locker einen hohen Kirchturm bezwingen und sogar das Empire State Building mit seinen 1.576 Stufen erklimmen können.

## Fakt 193:

### Wirf den Baum

Wenn einem Bäume im Weg stehen – einfach wegwerfen. 122-mal warf Reverend Kevin Fast aus Kanada am 08.09.2018 auf der Warkworth Fair in Ontario, Kanada, einen Baumstamm. Fast ist Pfarrer, der sich dem Kraftsport verschrieben hat. Im Jahr 2009 hatte er den Rekord für das schwerste gezogene Flugzeug von 188,83 Tonnen in Trenton, Ontario, aufgestellt.

## Fakt 194:

### Hochsitz

Den Weltrekord im längsten Pfahlsitzen in einem 500-l-Fass hat Vernon Kruger aus Südafrika von Oktober bis Dezember 2019 in Dullstroom, Mpumalanga, Südafrika, aufgestellt und damit seinen eigenen Rekord aus dem Jahr 1997 geschlagen. 75 Tage lang blieb der Südafrikaner auf einem 25 Meter hohen Pfahl sitzen. Dort verbrachte er auch die Nächte. Dank eines Drainagesystems konnte er sich zweimal pro Woche in einem kleinen Bassin waschen. Sein Essen wurde in einem Weidenkorb hochgezogen. Als er seinen Hochsitz endlich verließ, fühlte er sich, als kehrte er aus dem Urlaub zurück nach Hause. Er freute sich insbesondere auf ein großes Bett und ein Bad. Trotzdem machte ihn der Abstieg auch ein bisschen traurig. Der Aufstieg zu Beginn sei ihm leichter gefallen. Anlässlich seiner Rekorde sammelte Kruger Spenden für wohltätige Zwecke.

## Fakt 195:

### Nagelbett-Sandwich

Neun indische Männer stapelten sich am 23.10.2019 in Surat, Gujarat (Indien), jeder auf einem Nagelbett mit ca. 15 cm langen Nägeln liegend, übereinander. Sie bildeten damit das Nagelbett-Sandwich mit den meisten Schichten. Da möchte man nicht unten gelegen haben.

## Fakt 196:

### Das kann man hinbiegen

Mit den bloßen Händen bog der Inder Vispy Kharadi, ebenfalls am 23.10. 2019 in Surat, Indien, 21 Eisenstangen von je 1 Meter um seinen Nacken. Jede der Stangen musste dabei um mindestens 90 Grad gebogen werden. Ganz schön hart, dieser Vispy. Er war nämlich auch eine „Schicht" in dem Nagelbett-Sandwich.

## Fakt 197:

### Weitwurf

Waschmaschinen sind nicht nur zum Waschen da. Der Schwede Johan Espenkrona schleuderte am 15.02.2022 in Mailand, Italien, eine Waschmaschine mit einem Gewicht von 45,3 kg 4,45 Meter weit. Den Niederländer Kelvin Ruiter hat er damit geschlagen. Aber was stört Ruiter das, wenn er dafür zahlreiche andere Rekorde, wie den „am schnellsten ein Klavier 20 Meter weit tragen"-Rekord, was er in 15,80 Sekunden schaffte, aufstellte?

## Fakt 198:

### Dosenmann

Der Japaner Shunichi Kanno stellte 2019 in Tokio einen neuen Rekord auf mit den meisten, angesaugten Getränkedosen an Gesicht und Kopf. Es waren 9 Dosen. Ein Jahr später schaffte „Dosenmann" Kanno es sogar, 20 Getränkedosen allein durch Saugwirkung an seinem Körper, nämlich im Gesicht, an Schulter, Brust und Bauch, zu befestigen. Der Rekord wurde im November 2020 in Tokio aufgestellt.

## Fakt 199:

### Zitronen-Batterie

Eine am 15.10.2021 in Manchester, Großbritannien, aus 2.923 Zitronen hergestellte Batterie mit 2.307,8 Volt lieferte eine Stromstärke von 0,84 Milliampere und eine Leistung von 1,94 Watt. Urheber dieses Projekts waren Prof. Saiful Islam und die Royal Society of Chemistry aus Großbritannien. Sie wollten vor der UN-Klimakonferenz auf die Bedeutung innovativer Ideen für eine CO2-freie Welt aufmerksam machen.

## Fakt 200:

### Darauf noch einmal aufstoßen

20 Jahre lang Rülps-Weltmeister – der Brite Paul Hunn stellte seinen erste Rekord im Laut-Rülpsen im Mai 2000 auf. Sein letzter offizieller Rülps-Rekord ist auf den 23.08.2009 datiert. Er wurde in Bognor Regis, West Sussex, Großbritannien, aufgestellt. Der Rülpser erreichte eine Lautstärke von 109,9 Dezibel. 2010 trat Hunn damit in der TV-Show „Britain's Got Talent" auf. Brechen konnte er seinen eigenen Rekord nicht mehr. Bei Neville Sharp aus dem nordaustralischen Humpty Doo zeigte das Messgerät im Jahr 2016 nach einem ordentlichen Schluck Cola zwar eine Rülps-Lautstärke von stolzen 110,6 Dezibel an, allerdings handelte es sich nur um einen „inoffiziellen" Rekord, der leider nicht bestätigt wurde.

# Schlusswort

Das war ein Ausflug in die bunte Welt der Rekorde. Manche Rekorde erneuern sich so schnell, dass man fast zusehen kann. Es kommt zu einem wahren Wettstreit zwischen den Rekordjägern. Rekorde werden aufgestellt, gebrochen und zurückerobert.

Hinter vielen Rekorden stehen Leistungen, die hoch anzuerkennen sind. Sie erfordern jahrelange Übung, Geduld und Ausdauer und oft eine gehörige Portion Mut.

Manche Rekordjäger sind zu regelrechten Sammlern von Rekorden geworden. Die Anzahl ihrer Rekorde wird zu einem eigenständigen Rekord. Andere Rekorde sind einmalig und für die Ewigkeit.

Eines gemein haben alle Rekorde, egal, ob lustig, ernsthaft oder skurril, sie beeindrucken uns, faszinieren uns und unterhalten uns.

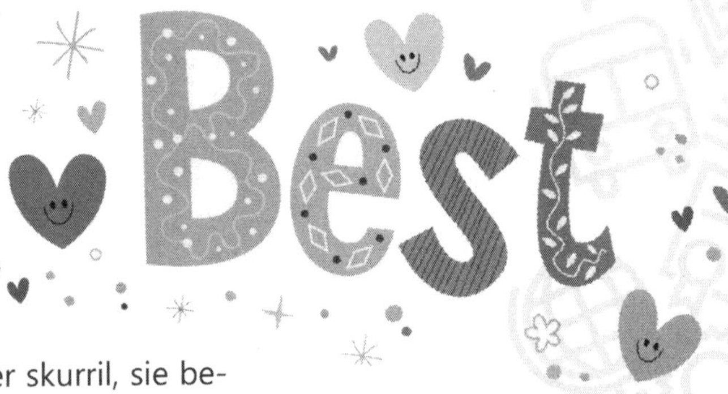

# Quellenverzeichnis


Internet

-Amp.20min.ch: Sportliche Exoten – 10 verrückte Weltrekorde, v. 14.04.2020.

-Amp.at: Heute – Welt: Ist das der lauteste Rülpser der Welt?, v. 24.02.201

-Boatindustry.de: 3D-Druckboot: 3Dirigo schlägt den Rekord!, v. 14.10.2019

-Bz-berlin.de: Gentechnik-Projekt: Wird John Lennon aus seinem Zahn geklont?, v. 22.08.2013

-Coopzeitung.ch: Rekordverdächtig, v. 19.08.2019

-Curioctopus.de: Mann schiebt eine Erdnuss mit der Nase den Berg hinauf: sofortiger Weltrekord, v. 22.07.2022

-Der Standard.de: Mehr Sport: 24,75 Sekunden: Golf-Quartett versenkt Ball in Weltrekordzeit, v. 17.10.2021

-Dailymail.co.uk: Librarian enters the Guinness Book of Records for collecting 22,1 grams of „belly button fluff" over 26 years, v. 25.10.2010

-Dailymail.co.uk: World record holder for living the longest with a bullet stuck in his head dies at 103 – nearly 95 years after he was shut, v. 26.04.2012

-Funky.de: Funke Medien: Verrückte Rekorde aus 2021, v. 18.01.2022

-Geo.de: Geoplus: Salar de Uyuni – Wenn sich die Milchstraße auf der Erde spiegelt

-Geo.de: Geolino: Welches ist das lauteste Tier der Welt?

-Lern-online.net: Tiere mit dem kürzesten Leben

-Nau.ch: Neuer Weltrekord: Mann balanciert sieben M&Ms aufeinander, v. 27.04.2022

-Pocket-lint.com: Die unglaublichsten und verrücktesten Rekorde, die jemals in der Technik gebrochen wurden, v. 24.09.2021

-Powerfood.ch: 6 unmenschliche Weltrekorde von Matt Stonie!

-Rnd.de: Schräger Weltrekord: Der schiefste Turm der Welt steht in Rheinland-Pfalz, v. 12.09.2022

-Skandinavien.eu: Die 7 besten Saunen in Helsinki

-Spiegel.de: Weltgrößtes Schlumpftreffen – Sagt mal, von wo kommt ihr denn her?, v. 17.02.2019

-Spiegel.de: Spiegel Panorama: Unfälle – Bohrer stößt durch Schädel, Mann lebt, v. 03.09.2003

-Spiegel.de: Spiegel Panorama: Jongleur aus Idaho: Der Mann, der über 200 Weltrekorde hält, v. 08.04.2022

-Spiegel.de: Spiegel Kultur – Malendes Schwein Pigcasso: Kunst, saugut, v. 03.07.2022
-Spiegel.de: Spiegel Panorama: Kunstprojekt in Mexiko: Das Regenbogen-Viertel von Pachuca, v. 05.08.2015
-Stern.de: Weltrekord: Kalifornier verschlingt dutzende Hotdogs in 10 Minuten v. 05.07.2021
-Süddeutsche.de: Rekorde – Verrückte Rekorde rund um den Sommer, v. 01.07.2020
-Tierchenwelt.de: Tier-Rekorde, die giftigsten/schwersten/schnellsten Tiere der Welt
-Tiermedizinportal.de: Die 10 überraschendsten Rekorde aus der Tierwelt
-Unserding.de: Weltrekorde zum Nachmachen, v. 10.08.2021
-Watson.ch: Schneller, höher, stärker v. 28.04.2020
-Watson.ch: Unvergessen – Totgeglaubter Japaner beendet Olympia-Marathon nach 54 Jahren, v. 13.11.2019
-Weekend.at: Unglaublich: Die 10 schrägsten Rekorde, v. 23.03.2021
-Welt.de: Welt Wissen, Natur & Umwelt: Die intelligentesten Tiere der Welt
-Welt.de: Welt Panorama: 960 Anläufe für die Führerscheinprüfung, v. 07.05.2010
-Welt.de: Welt Panorama: Der längste Schluckauf der Welt, v. 02.03.2007
-Wikipedia, freie Enzyklopädie: Guinness World Records / Chevalier Jackson / Evel Knievel / Sultan Kösen / Michel Lolito / Roy Sullivan / Blauwal / Steinfisch / Berg Niesen / Keret-Haus / Maho Beach
- Wochenblatt.de: Größtes Handtuch der Welt auf Gran Canaria, v. 20.06.2010
-Worldoffoods.de: Außergewöhnliche Lokale – Mit Fischen auf Augenhöhe: Unterwasser-Restaurants, 2022
-Wwf.de: WWF Blauwale im Artenlexikon, v. 12.01.2016
-Zoo-berlin.de: Fatou wird 65 Jahre, v. 13.04.2022

Bücher

-Guinness World Records 2021, Ravensburger Verlag
-Guinness World Records 2023, Ravensburger Verlag

Printed in Poland
by Amazon Fulfillment
Poland Sp. z o.o., Wrocław

14116711R00060